Beatrix Feind

Feindbild Unterleib

Beatrix Feind

Feindbild Unterleib

Eileiter sind auch nur Schläuche

Verlag Lebensreise

Impressum / Imprint
Bibliografische Information der Deutschen Nationalbibliothek: Die Deutsche Nationalbibliothek verzeichnet diese Publikation in der Deutschen Nationalbibliografie; detaillierte bibliografische Daten sind im Internet über http://dnb.d-nb.de abrufbar.

Bibliographic information published by the Deutsche Nationalbibliothek: The Deutsche Nationalbibliothek lists this publication in the Deutsche Nationalbibliografie; detailed bibliographic data are available in the Internet at http://dnb.d-nb.de.

Coverbild / Cover image: www.ingimage.com

Verlag / Publisher:
Verlag Lebensreise
ist ein Imprint der / is a trademark of
OmniScriptum GmbH & Co. KG
Heinrich-Böcking-Str. 6-8, 66121 Saarbrücken, Deutschland / Germany
Email: info@verlag-lebensreise.de

Herstellung: siehe letzte Seite /
Printed at: see last page
ISBN: 978-3-639-62741-1

Für mein „Hasi".

Und den kleinen Zwerg der uns irgendwann für würdig empfindet bei uns zu bleiben.

Du wirst es nicht bereuen!

Inhalt

Vorwort

Das Schicksal hat es bisher immer gut mit mir gemeint. Ich fiel, wie man so schön sagt, immer auf die Butterseite des Lebens. Tolle Familie, spitzen Freunde, einen liebevollen, großartigen Partner, guten Job, kurz: ein tolles Leben.

Doch mein Herzenswunsch war mir bisher nicht vergönnt.
Ein Baby.

Die Erfüllung dieses Wunsches hat mich an meine persönlichen Grenzen gebracht. Ich habe sehr viel über mich gelernt, ich bin reifer geworden und vor allem habe ich mein Leben neu ausgerichtet.

Dieses Buch war und ist für mich eine Therapie. Einmal niedergeschrieben tat es nicht mehr ganz so weh und ließ sich lesen wie eine fremde Geschichte. Ein Trugbild. Aber doch wirkungsvoll. Ich war so verzweifelt, tief traurig und frustriert. Ein Gefühl der Hilflosigkeit und des Ausgeliefert-Seins überzog mein Leben mit einer trostlosen Schicht.

Doch das Schreiben hat mir wieder Mut gemacht. Ich hatte wieder eine sinnvolle Aufgabe in meinem Leben. Fernab vom "Babythema" und doch mittendrin.

Ziemlich schnell habe ich bemerkt, dass dieses Buch vielleicht auch Anderen helfen könnte, unterstützen und begleiten könnte. Bis zum heutigen Tag stelle ich immer wieder fest, dass das Thema *künstliche Befruchtung* ein Tabuthema ist. Paare schämen sich, weil sie dem Natürlichsten auf der Welt, der Fortpflanzung, nicht gerecht werden können. Meist erfährt man von künstlicher Befruchtung Anderer erst Jahre später und dann auch meist nur von geglückten Versuchen. Es gibt viele Ratgeber, medizinische als auch rechtliche. Mit einem Ratgeber kann ich leider nicht dienen. Vielleicht aber mit einem "Mitfühler", vielleicht mit einem "Gefühlstagebuch", vielleicht auch mit einem "Mutmacher" oder auch mit einem "Kummerkasten".

Das alles würde ich sehr gerne sein, denn ich weiß, wie man sich fühlt. Wie traurig man ist, wie unfair behandelt man sich vorkommt. Vom Schicksal vernachlässigt. Deprimiert. Immer auf der Suche nach einem Grund. Die Beziehung auf eine harte Probe gestellt. Der Neid frisst einen auf. Man zweifelt an sich selbst, an der sogenannten Gerechtigkeit.

In dieser Zeit hätte ich alles dafür getan ein Buch wie dieses zu besitzen. Ich hätte alles dafür gegeben zu wissen, dass es so vielen Paaren geht wie uns. Dass sich das Schicksal nicht nur mit uns einen ekelhaften Scherz erlaubt hat.

Ich kann natürlich nur für mich sprechen. Es sind meine Erfahrungen und meine Eindrücke, die ich in diesen Jahren gesammelt habe. Ich möchte hier nicht verallgemeinern. Die Gefühle und Erfahrungen meines Partners werden in meinem Buch auch nur kurz angeschnitten, auch wenn er die ganze Zeit über immer an meiner Seite war und mich unterstützt hat. Er selbst hat genau so, wenn doch auch anders, gelitten. Aber es sind meine Gedanken. Es steht mir auch nicht zu für ihn zu sprechen. Und schon gar nicht für andere Paare in derselben Situation.

Jeder hat seine eigene Geschichte. Dies ist meine. Und dennoch denke ich, dass es vielen ähnlich ergeht.

Begleitet mich auf meiner Reise. Meiner Gefühls-Berg-und-Tal-Fahrt der Superlative. Weint mit mir. Verflucht die Welt mit mir. Hofft mit mir. Und vor allem: lacht mit mir. Denn das Lachen sollte einem niemals abhanden kommen.

Und falls du dich in meinem Buch wiederfinden solltest...bleib stark!

Es gibt viel Trauriges in unserem Leben - aber auch sehr viele schöne Dinge. Manchmal scheint das Traurige mehr Gewalt zu haben, als man glaubt, ertragen zu können. Dann jedoch stärkt sich indessen leise das Schöne und berührt wieder unsere Seele!

Hugo von Hofmannsthal

Wir verlassen die Kinderwunsch-Klinik zum gefühlten 3000sten Mal. Wieder einmal mit schlechten Nachrichten. Wieder einmal wurde mir der winzigkleine Strohhalm, an den ich mich immer wieder klammere, weggezogen. Wieder einmal sind wir enttäuscht, traurig und verletzt. Wieder einmal heule ich. Wieder einmal versucht mich mein Partner trotz *seiner* Enttäuschung aufzubauen. Wieder einmal spielt er den Starken für mich. Wieder einmal frage ich mich nach dem Grund unserer Kinderlosigkeit. Und ob dahinter möglicherweise ein wie auch immer gearteter Sinn liegt.

Und es regnet.
Typisch.

Wir steigen in unser Auto und ich beschließe: Ich will ein Notebook. Ich will schreiben. Ich *muss* schreiben. Dieser ganze Mist muss von meiner Seele abgeladen werden, bevor er mich erdrückt!

Phase 1: Die Idee

Die Idee besteht im Wesentlichen aus fünf einfachen Worten:

Lass uns ein Baby machen!

Fünf Worte, die einem dermaßen leicht über die Lippen kommen, dass es schon fast lächerlich wirkt. Es scheint unglaublich, dass man überhaupt darüber nachdenken muss, diesen Schritt zu wagen. Als würde man überlegen, ob es sich auszahlt, den nächsten Atemzug zu machen.

Doch die Wirkung ist nicht lächerlich. Im Gegenteil. Sobald man diese Worte einmal ausgesprochen hat, verändert sich alles. Man freut sich auf den nächsten Meilenstein in der Beziehung. Auf eine neue und großartige Herausforderung im Leben. Gedanken wie "werde ich eine gute Mutter?" oder "wann wird Eduscho wohl das nächste Mal Babyzeug im Sortiment haben?" schießen einem in einer Millisekunde ins Gehirn. Man überlegt, wie das Kind aussehen könnte, welche Charaktereigenschaften es wohl besser vom Einen oder vom Anderen Elternteil haben sollte und natürlich weiß man zu diesem Zeitpunkt bereits den Namen des Kindes. (Man hat schließlich die neuesten Studien verfolgt, in denen belegt wird, dass es Kevins, Marvins, Mandys und Chantals in der Schule schwerer haben, da die Lehrer schon mit einer schlechteren Leistung rechnen und sich diese meist dadurch auch einstellt. Aber mal abgesehen von der Leistung: als "Chantal" hast du´s wahrscheinlich in keiner Lebenslage leicht.)

Alles in Allem wissen doch alle (Frauen), welche Gehirnfürze einem da so in den Sinn kommen.

Hier meine:

Vor meinem geistigen Auge sah ich mich bereits überglücklich meinem Partner um den Hals fallen und ihm von der Schwangerschaft erzählen. Ich sah meine Eltern voller Vorfreude auf das erste Enkelkind Freudentränen vergießen. Sah meine Freundinnen, die wie aufgebrachte Hühner jedes kleinste Detail über die Schwangerschaft aus mir rausquetschen, als wenn ich die erste Schwangere auf diesem Planeten wäre. Ich sah mich hocherhobenen Hauptes einen wunderschönen, riesigen, kugelrunden, durch Ölmassagen gepflegten Schwangerschaftsbauch durch die Gegend schleppen (Ich spreche von einem genial schönen Bauch. Ihr wisst schon: von vorne extrem schwanger, von hinten einfach nur eine tolle Figur). Ohne Schwangerschaftsstreifen, ohne Wasser in den Beinen. Welche Frau wünscht sich das denn nicht? Ein Schwangerschaftstop mit dem Spruch "Pilotprojekt" oder "Nicht aufscheuchen! Ich brüte gerade ein Ei aus" gehörte ebenfalls dazu. Ich sah uns Kinderwagen aussuchen, Grundausstattung kaufen (mich sah ich eine zweite und somit überflüssige Grundausstattung besorgen), Kinderzimmer ausmalen (ein heller Gelbton mit selbstgemalter Bordüre mit afrikanischen Tieren). Die Eichenholzmöbel mit eierschalenfarbenen Fronten würden wirklich ausgesprochen gut zu dem schweren, gemütlichen Schaukelstuhl in dem ich mich zum Singen des Gutenachtlieds setzen wollte, passen. Ich sah mich sogar vor Morgenübelkeit gebeutelt auf die Toilette krabbeln und mir die Seele aus dem Leib kotzen. Sogar das war eine traumhafte Vorstellung. Vor allem sah ich mich für den Anfang EIN Kind bekommen. In unseren Familien sind Zwillinge an der Tagesordnung. Diesem Trend wollte ich nicht unbedingt folgen. Ich sah unsere perfekte kleine Familie beim Spaziergang, sah wie glücklich wir wären. Ich konnte mich beim Besuch eines Babymassagekurses beobachten oder beim Babyschwimmen mit der neuen überteuerten Unterwasserkamera im Gepäck. Eine Schaukel im Garten, eine Sandkiste mit Katzendreck, winzig kleine mit Schlamm bedeckte Gummistiefel vor der Türe, Bastelarbeiten im ganzen Haus verteilt, winzige Fingerabdrücke an den frisch geputzten Fenstern und Schokoladeflecken auf der neuen Couch. Ich sah mich als lustige, verspielte Mutter, mit der man als Kind viel Spaß haben konnte, aber auch als diszipliniertes, sich aufopferndes und strenges Muttertier. Und in meiner Vorstellung wusste ich (und das ist bis heute so), dass mein Freund der ideale, perfekte Vater sein würde.

Und wenn sie nicht gestorben sind.....

Diese Idee brennt sich mit sofortiger Wirkung ins Stammhirn ein und lenkt ab diesem Zeitpunkt das Leben in eine andere Bahn. Sie hatte eine Weiche gestellt und der Zug fuhr ab in Richtung Familie, Windel wechseln, Jause für den Kindergarten richten, Elternabende in der Schule besuchen, lustiges Kindergeplapper. Und ich wünschte mir, dass wir in einem Schnellzug sitzen – denn wir konnten es kaum erwarten, endlich anzukommen.

Zu Phase 1 bleibt mir aus der jetzigen Sicht nur eines zu sagen:

SCHEISSE - WAREN WIR NAIV!

Phase 2: überschwängliche Freude gemischt mit dem Drang sich zu offenbaren (es sollen sich schließlich auch Andere mit einem freuen)

Frauen (im Allgemeinen und ich im Besonderen) haben den starken Drang etwaige Veränderungen in ihrem Leben sofort ihrer besten Freundin mitzuteilen. Selbst, wenn die Veränderung noch nicht eingetreten ist - Frau kann ja mal darüber sprechen. Ganz unverbindlich.

Das sieht in diesem speziellen Fall so aus:
Man nutzt das nächste Treffen mit der besten Freundin (nennen wir sie der Einfachheit halber Ela) und nimmt sich fest vor, die Angelegenheit so spannend wie möglich zu transportieren. Ela sitzt schon im Cafe. Sie winkt. Küsschen links, Küsschen rechts.

"Was ist los mit dir?", fragt sie, als stünde die Neuigkeit in Leuchtbuchstaben irgendwo auf meiner Stirn.

"Nichts", antworte ich. (Spannung erzeugen.)

Ela hebt die Augenbrauen. Ein wissendes Grinsen zeichnet sich auf ihren Lippen ab. Ein Schulterzucken meinerseits lässt es verschwinden.

"Wir haben uns entschieden ein Baby zu bekommen!", brülle ich dann heraus, sodass das gesamte gut besuchte Cafe (und vermutlich die angrenzende Wohnsiedlung) jetzt von unserer Entscheidung weiß.

Ela beginnt zu lächeln (nach einer kurzen Schrecksekunde) "Echt? Das sind ja spitzen Neuigkeiten! Ich freu mich so für euch!" Sie springt auf. Umarmung. Küsschen. Ist das Leben nicht schön?

Allein in der Zeit dieser kurzen Kommunikation werden im weiblichen Körper geschätzte 2.000.000 verschiedene Hormone ausgeschüttet.

Dann entwickelt sich aus dieser Information ein mehrstündiges ideenreiches Gespräch, worin alles bis ins kleinste Detail durchgeplant wird. Nichts wird dem Zufall überlassen! Wir wussten zu diesem Zeitpunkt bereits, wann Ela auf mein Kind aufpassen müsste, wenn ich wieder arbeiten ginge. Es war alles *so* einfach. Wie andere mit dieser Aufgabe überfordert sein konnten, würden wir nie verstehen. Alles easy.

(mittlerweile, 4 Jahre später, bin ich zu der Überzeugung gelangt, dass ich im Planen von Menüvorschlägen für den nächsten Tag eindeutig geeigneter bin. Vorschläge, wie gesagt. Gekocht wird dann meistens etwas Anderes.)

Es bleibt natürlich nicht bei der besten Freundin. Nein. Andere sollten es auch erfahren. Seltsamerweise unterscheidet man zwischen "die sollen´s wissen"- und "denen sag ich´s besser nicht"- Freunden. Unseren Eltern erzählten wir zum Beispiel nichts. Und zwar deshalb, weil man den Überraschungseffekt damit zu Nichte machen würde. Ja, ja, der Überraschungseffekt. Sogar den versucht man zu planen. (Ich hoffe, an dieser Stelle bemerkt man meine Utopie.)

In der Zwischenzeit habe ich eine komplett andere Meinung zum Überraschungseffekt! Obwohl unsere Eltern mittlerweile von unserem Babywunsch wissen, würde allein die positive Mitteilung einschlagen wie eine Bombe. Denn bei dem ganzen Pech, das wir schon hatten (und es ist kein Ende in Sicht), wäre eine Schwangerschaft definitiv eine Überraschung.

Wie sage ich es meinem Partner dass ich schwanger bin? Wie den Eltern? Den Freunden? Welche coole, witzige, einzigartige Idee kann man da umsetzen? Babysöckchen, Tasse, das erste Fotoalbum mit Ultraschallbild. Alles sehr beliebt und *wirklich* originell.

Aber genau das stellte ich mir vor.

Am tollsten hätte ich gefunden, wenn ein positiver Schwangerschaftstest mit irgendeinem, für die Familie ohnehin bereits wichtigen Tag zusammenfallen würde. Nehmen wir mal an Weihnachten. Mit einer roten Schleife um den Bauch dem Partner mitzuteilen dass er Vater wird. Oder Geburtstage. Als Geschenk für den zukünftigen Opa ein kleines Werkzeugset zu verschenken, mit dem er dann mit seinem Enkel in der Werkstatt herumbasteln könnte. Auch der Muttertag wäre spitze gewesen. Da hätte meine Mutter sicherlich die Augen aufgerissen, wenn mir mein Hasi neben ihr eine Kleinigkeit zum Muttertag überreicht hätte. Meinen Bruder hätte ich ganz beiläufig einfach mal mit "Onkel" angesprochen und darauf gewartet bis es *klick* macht. Ach, es hätte so schön sein können.

Den Tag der Schwangerschaft wünscht man sich allein schon deshalb herbei. Wie werden die Reaktionen darauf sein? Freudentränen? Überraschte Gesichter?

Alles ist durchgedacht, geplant, noch einmal geändert, fixiert. Signed, sealed und delivered. Na, ja. Fast. Auf das „Delivern" warte ich bis heute!

Freundin 1 schwanger.

Phase 3: Das Warten auf den Storch

Okay. Nicht ganz treffend. Der Storch bringt schließlich *fertige* Babys. Aber er muss doch auch von irgendwem die Information erhalten, dass er ein solches zustellen soll. Nehmen wir also an, er (der Storch) schaut vorher kurz vorbei und holt die Bestellung ab. Was aber, wenn dieses Mistvieh ums Verrecken nicht auftauchen will?

Genau genommen muss man die Wartezeit (auf diesen langbeinigen Nichtsnutz) auch in unterschiedliche Phasen einteilen:

1) immer noch euphorisch von der Idee angehaucht
2) sich selbst wundernd, warum es jetzt schon eine Weile dauert
3) die Phase in der man sich selbst zu belügen beginnt
4) die Phase in der man sich selbst belügt und den ganzen Mist auch noch glaubt
5) die "sich vor anderen Rechtfertigungsphase"

1) Man sieht alles wie durch eine rosarote Brille, malt sich alles in den schönsten Farben aus und spricht von nichts anderem. Das ganze Leben scheint sich nur mehr um Babys zu drehen. Außerdem werden immer mehr Freunde in den Kreis der Wissenden aufgenommen. Ich gehörte in dieser Lebenslage zu den völlig Beknackten, und kaufte prophylaktisch eine Wickeltasche, Montag-Sonntags-Lätzchen und Babysöckchen (die gammeln jetzt seit 4 Jahren in den unendlichen Weiten meines Kleiderschranks dahin). Diese Phase kann - je nach Beknacktheitsgrad – verschieden lange andauern. Bei mir war es grob geschätzt 1 Jahr. 1 Jahr wahrscheinlich auch deshalb, weil es allgemein bekannt ist, dass es bis zu einem Jahr dauern kann, bis sich die Hormone der Verhütungsmittel im Körper abgebaut haben. In meinem Fall die Pille. Ich bin kein mathematisches Genie, aber dass ich seit meinem 15. Lebensjahr Daumen mal Pi 2500 Euro hätte sparen können, könnte sogar Chantal berechnen (jetzt kann ich mich angesichts der beidseitigen Fruchtbarkeitsdefizite darüber schwarz ärgern).

2) Jetzt ist es soweit: Die Euphoriefassade beginnt zu bröckeln und schön langsam aber sicher wundert man sich doch ein wenig über den eigenen Körper. Jetzt müsste er doch hormontechnisch schon clean sein. Ich wusste zu diesem Zeitpunkt noch nichts von Ovulationstests, Temperaturmessen und dem ganzen anderen Zeug, das jede Grenze meines Vorstellungsvermögens sprengt. Das war noch alles in weiter Ferne für mich. Und eines sei an dieser Stelle noch erwähnt: über den weiblichen Körper wusste ich zu diesem Zeitpunkt genau so wenig.

3) Diese Phase war für mich rückblickend eine der spannendsten und witzigsten. Sich selbst zu belügen kann wirklich amüsant sein. Es ist eine Mischung aus Rechtfertigung und Lügen. Man versucht wie Sherlock Holmes dahinter zu kommen, welche Beweggründe der eigene Körper haben könnte, nicht kugelrund und aufgedunsen werden zu wollen. Zu diesem Zeitpunkt habe ich begonnen, mich im Internet schlau zu machen. Alles zum Thema Schwangerschaft saugte ich wie ein knochentrockener Schwamm in mich auf. Bewirkt hat das Ganze, dass ich immer noch keine Beweggründe des Körpers beantworten konnte, sondern noch viel schneller schwanger werden wollte. Mein Lügengerüst war durch den weisen Spruch "Gut Ding braucht Weile" so massiv wie das Stahlbetonfundament eines New Yorker Wolkenkratzers geworden. Darauf konnte man ohne mit der Wimper zu zucken drei neue World Trade Center bauen.

4) Ich wurde skeptisch, war eingeschüchtert und verstand die Welt nicht mehr. Andere hatten die Hose noch nicht mal bei den Knöcheln und wurden schwanger. Rundherum bekamen Freunde und Bekannte ohne Schwierigkeiten Kinder oder freuten sich über angehende Schwangerschaften. Und bei mir? Bei mir schlich sich langsam aber unaufhaltsam ein ganz ekelhaftes Gefühl ein: Neid. Groll und Zorn

entwickelte sich. Als ich mir diese Tatsache in einer besinnlichen Minute eingestanden habe, empfand und beschrieb ich dieses Gefühl so: "Ich habe einen riesigen Brocken Wut und Zorn in mir und schleppe ihn tagtäglich mit mir herum". Kurz: Mir ging es beschissen. Aber ich hatte immer noch genug Rechtfertigungen parat:

- Ich weiß ja gar nicht, wann meine fruchtbare Zeit ist (Achtung Lüge! Jede Frau mit gesundem Menschenverstand weiß natürlich, wann der Eisprung an die Türe klopft)

- Mein Partner ist jeden Montag bis Donnerstag auf Montage in einer anderen Stadt. Falls ich meine fruchtbare Zeit hätte, wäre er ja gar nicht da. (Dicke fette Lüge! Durch die Dauer der fruchtbaren Zeit über einige Tage völlig irrelevant!)

- Und die fetteste aller Lügen: ich richte doch mein Sexleben nicht nach einem Monatsplan aus! (In Wirklichkeit macht man das erstens schon intuitiv und zweitens: Wenn man darauf Einfluss hätte, würde man pünktlich auf die Minute Sex haben.)

Und bevor die Frage auftaucht: ja, ich glaubte diese Kacke tatsächlich. All das war mein Fels in der Brandung, meine Titanic des Selbstbetrugs!

5) Im Rechtfertigen mir selbst gegenüber war ich zur Höchstform aufgelaufen. Jetzt musste der Mist einfach noch an den Mann/die Frau gebracht werden. Die Freunde fragten schließlich bereits mehr oder weniger rücksichtsvoll nach. Immerhin war es schon eine ganze Weile her, als man ihnen "Die Idee" unterbreitete. Aber die Fragen prallten am Bug meines Hochseekreuzers ab wie Gummibälle an einer Granitmauer. Ich hörte mich selbst Dinge wie "das wird schon werden" sagen, den

altbekannten aber immer noch funktionstauglichen Spruch "Gut Ding braucht Weile" rauswürgen (der schon fast zu meinem Lebensmotto mutierte) oder (auch ein Klassiker) "jetzt konzentrier ich mich mal auf die Arbeit". All das verließ meinen Mund ohne jegliche Anstrengung. Ich hatte es bereits verinnerlicht. Und dann tauchte dieser verfluchte Eisberg auf und brachte meine Titanic zum Sinken.

Phase 4: Sollten wir vielleicht? Die Sache mit der Realität.

Ja verdammt! Wir sollten! Wir sollten endlich der Realität ins Auge sehen. Die Monate vergingen und von Schwangerschaft war nicht annähernd etwas zu bemerken. Es hat sich natürlich in dieser Zeit sehr viel getan. Ich hatte angefangen die Temperatur zu messen, habe halbe Monate damit verbracht mindestens 2 mal pro Tag auf einen weißen Streifen namens Ovulationstest zu pinkeln und habe meinem Körper soviel Gehör wie noch nie geschenkt. (Anmerkung: Ein wirklich tolle Idee, wenn man den Hochofen der Enttäuschung mit ein paar Schäuflein Kohle füttern will. Denn dadurch simulierte mein Körper gut fünfzig Schwangerschaften. Nun: Ich *deutete* sicher fünfzig. Zwicken im Unterleib, angespannte, juckende Brüste und Sodbrennen. Was sollte es denn sonst sein? Im Endeffekt war es eine verräterische Kombination aus Blähungen und starker Einbildung. Aber das weiß ich *jetzt*. Damals war ich schwanger. Im Kopf!)

Anfangs haben wir nicht sehr viel darüber gesprochen, Hasi und ich (Hasi heißt mit bürgerlichen Namen Michael). Im Laufe der Baby-warte-Jahre haben wir jedoch lernen müssen über unsere Wünsche, Vorstellungen, Ängste und Zukunftsvisionen zu sprechen. Das war ein langer und oft schmerzlicher Prozess, den wir jedoch gemeinsam bewältigt haben.

Zusammen haben wir bisher wirklich alles geschafft. Unser Wunschbaby ist eigentlich das Erste, wo es an der Umsetzung etwas hapert.

Es war nicht immer leicht, für keinen von uns. Er ist generell nicht der Typ der lässig über seine Gefühlswelt spricht (obwohl er viel verletzlicher und sensibler ist als es nach außen hin den Anschein hat) und ich hingegen möchte alles bis ins kleinste Detail zerlegen, auf splitten und wiederkäuen. Ich bin eine Mensch gewordene Pro-und-Contra-Liste, er hingegen entscheidet (wenn überhaupt) spontan und eher unüberlegt. Ich bin der Denker und Organisator, er der Macher und Ausführer. Ich bin diejenige, die oft mit ihren Äußerungen und schroffen Art anderen kurzzeitig die Luft wegnimmt, er hält sich mit seinen Meinungen so gut wie möglich zurück und mischt sich nirgends ein. Ich habe den sprichwörtlichen Pfeffer im Arsch, er ist die personifizierte Gelassenheit. Im Grunde ergänzen wir uns hervorragend und leben unseren Grundsatz "Gegensätze ziehen sich an" lieber als die alte Leier "Paare brauchen Gemeinsamkeiten". Wir sind jetzt bereits eine halbe Ewigkeit zusammen und es ist immer noch eine wunderschöne Beziehung. Eine jener Beziehungen, die sich auf wundervolle Weise stetig erneuert, auffrischt und nie langweilig zu werden scheint. Wir lassen uns gegenseitig jede Freiheit die der jeweils Andere benötigt um sich trotz langjähriger Beziehung selbst zu verwirklichen und sich zu entfalten. Wir haben uns zwar im Laufe der Jahre bereits 3 Mal getrennt, aber ziemlich schnell immer wieder zueinandergefunden und bemerkt, dass wir einfach ohne den Anderen nicht leben wollen beziehungsweise können. Unsere Beziehung ist wie Gulasch – je öfter wir sie aufgewärmt haben, desto (geschmacks)intensiver ist sie geworden.

Er ist ein so warmherziger und gefühlvoller Mensch und unterstützt mich wo er nur kann, auch wenn er meine Entscheidungen nicht immer versteht. Er lässt mich alles ausprobieren, sei es ein neues Hobby, ein neuer (überteuerter) Selbstfindungskurs (im Gegensatz zu mir hat er sich nämlich bereits gefunden), er lässt mich überstürzt und spontan mit meiner besten Freundin das Land verlassen und akzeptiert auch meine plötzlich über mich kommenden Shoppinganfälle schier kommentarlos.

Bei unseren Streitereien geht es um liegengebliebene Socken (seinerseits) und ein verdrecktes, müllhaldenähnliches Auto (meinerseits). Also im Grunde um Nichts, doch diese Dinge werden lautstark ausdiskutiert bis es einem von uns beiden zu nervig wird und wir lauthals drauf los lachen. Mein Gott. Ich weiß ganz genau warum ich ihn so sehr liebe.

Für mich gilt zweifelsfrei: Pech im (Fruchtbarkeits)Spiel - Glück in der Liebe. Und deswegen habe ich ihn auch ganz emanzipiert gefragt ob er mich heiraten möchte. Er ist eindeutig der Mann fürs Leben. Für mein Leben. Und daran gibt es nichts zu rütteln.

Freundin 2 schwanger!

Ich überlegte mir, nach drei Jahren (sofern keine Schwangerschaft eintreten würde) einen Check machen zu lassen. Bis dahin hatte ich noch ein halbes Jahr Zeit. Ich weiß nicht, was mich dann geritten hat, aber ich entschied mich um und bekam einen regelrechten Stress. Und somit machte ich nach zweieinhalb Jahren meinen ersten "Problemlösungsfrauenarzttermin" aus. Bei dem Arzt meines Vertrauens bekam ich Anfang Jänner auch relativ schnell einen Termin. Der erste Schritt war endlich getan!

Alles Weitere will und kann ich nicht mehr in Phasen unterteilen. Das wäre schier unmöglich. Aber wenn man es versuchen würde, würde sich wohl ein großer Überbegriff herauskristallisieren und wie ein roter Faden durchziehen: VERZWEIFLUNG!!!

Mr. S.

Ich nahm also all meinen Mut zusammen und ging zu Mr. S. Mr. S. ist ein schnuckeliger älterer Arzt, bei dem ich mich immer gut aufgehoben gefühlt habe. Ich sollte vorab erwähnen, dass es nicht an Mr. S. liegt, warum ich nicht mehr bei ihm bin. Er hatte mich sogar schon vor ca. einem Jahr gefragt, ob ich mich bei Gelegenheit mal durchchecken lassen wollte betreffend dem unerfüllten Kinderwunsch. Damals fand ich das (aufgrund meines Lebensmottos „Gut Ding...blabla“) noch ziemlich übertrieben. Ach hätte ich doch bloß auf Mr. S. gehört.

Jetzt konnte es mir nicht mehr schnell genug gehen. Ich erzählte ihm also von meinen Sorgen und meinen Befürchtungen und dass ich so schnell wie nur irgendwie möglich ein Baby wollte. Und was tat er????!!!!! Er gab mir 3 Temperaturkurveblätter mit den Worten: „Messen sie bitte ab jetzt 3 Monate lang ihre Basaltemperatur (morgendliche Temperaturmessung noch vor dem Aufstehen), dann sehen wir weiter“.

Hä? Hatte ich mich etwa verhört??! Also was genau an „so schnell wie nur irgendwie möglich“ hatte mein Doc nicht verstanden? Der wollte mich wohl auf den Arm nehmen! War das die Rache auf mein Unverständnis vor einem Jahr? Sich drei Monate lang jeden Morgen einen Fieberthermometer in den Po zu stecken war sein Lösungsvorschlag? Jetzt praktizierte ich diesen Schwachsinn seit etlichen Monaten und jetzt noch länger? Ich ging zu ihm, weil ich selbst schon alles gecheckt hatte was man eben selber checken kann. Und dann kam der mir mit Basaltemperatur?

Das war die Geschichte von mir und Mr. S.
Wir hatten viele wundervolle Jahre zusammen. Doch alles hat einmal ein Ende!

Mr. Sch.

Ein neuer Frauenarzt musste her! Besser, schneller und vor allem SOFORT. Von einer Freundin hatte ich mitbekommen, dass Mr. Sch. ihr neuer Lieblings-Frauenarzt war. Sie war zuvor auch bei Mr. S. und wechselte auf Grund einer Schwangerschaft. (Ich wechselte auf Grund einer Nichtschwangerschaft. Ach diese Ironie.)

Mr. Sch. war viel moderner eingerichtet und hatte viel coolere Ultraschallmöglichkeiten. 3D und Videos waren für ihn kein Problem. Und wenn man schon schwanger ist, dann möchte man das schon alles haben. Bei Mr. S. hatte man hingegen den Verdacht, er würde die Bilder noch selber zeichnen. Die Beiden an der Art ihrer Fortschrittlichkeit zu vergleichen, wäre, als wenn man die erste Schreibmaschine mit dem neuesten PC am Markt vergleichen würde. Da lagen Welten dazwischen!

So weit so gut! Jetzt weiß ich, dass Fortschritt nicht alles ist.

Ich hing mich also ans Telefon um einen Termin auszumachen. Da wenn ich schon gewusst hätte an was für einen Idioten ich da geraten bin...

Bereits am Telefon musste ich als „Neukundin" den Grund meines Besuches angeben. „Kinderwunsch", sagte ich ganz stolz. Wie es der Zufall wollte, bekam ich 3 Tage später schon einen Termin. Es hatte jemand abgesagt. Das hätte ich bereits als Zeichen deuten sollen.

Voller Vorfreude wartete ich auf meinen für mich zukunftsverändernden Termin. Alles würde jetzt besser werden. Ich würde endlich schwanger werden! Ich setzte soviel Hoffnung in Mr. Sch., dass man glauben könnte, er selbst würde mich schwängern!

Drei Tage später begann mein Arzttermin gleich mal mit einer Blutabnahme. Ich hatte meinen Körper noch nicht mal richtig beim Empfang, zapfte mir eine freundliche Dame bereits zwei Röhrchen ab. Wow! Ich hatte das Gefühl, dass jetzt mal echt etwas weiter ging. Zackig zackig. Blutabnahme. Spitzenmäßig! Ca. 20 Minuten später saß ich dann in der Ordination von Mr. Sch.

Ich versuche mal das Gespräch wiederzugeben:
„Aha. Kinderwunsch. Seit wann? Aha. Raucherin? Aha. Ich schreibe ihnen eine Überweisung für ihren Partner für ein Spermiogramm. Sie bekommen Clomifen. Offensichtlich ein hormonelles Problem. Zwei Monate einnehmen. Kommen sie mit dem Befund des Partners wieder."

Ich weiß, ich weiß. Kein aufschlussreiches Gespräch. Unfreundlich, desinteressiert, stark unterkühlt. Und dennoch: ich war der glücklichste Mensch in jener Minute. Es ging los! Tabletten, Spermiogramm, nächster Termin, Schwangerschaft, Baby, absolutes Glück. So war meine Vision der näheren Zukunft. Zu Hause angekommen, rief ich sofort Hasi an um ihm die tollen Neuigkeiten mitzuteilen. Jetzt war er an der Reihe. Ich musste ja nur Tabletten nehmen. Er tat mir fast ein wenig leid, wenn ich ehrlich bin. Angenehm stellte ich mir das Abgeben einer Spermaprobe in einem Krankenhaus ja nicht gerade vor. Aber was sein muss, musste sein!

Stimmung: voller Vorfreude

Qualität vs. Quantität

Dass sich die Terminvereinbarung für einen Montage-Fahrer als nicht sehr einfach herausstellte, kann sich wohl jeder vorstellen. Dass die Untersuchung in dem verordneten Krankenhaus nur dienstags gemacht wurden, erschwerte dann nochmals.

Naja. Drei Wochen später (dienstags) hatte er dann endlich seinen Termin. (Montagabend von Wien nach Hause, dienstags nach dem Termin wieder nach Wien). Ab da hieß es warten. Nach 2 Wochen sollte er sein Ergebnis erfahren.

Ich nahm in der Zwischenzeit – wie mir befohlen – die Clomifen Tabletten. Nicht nur, dass ich mir diese Hormonbombe dezent hätte sparen können, nein...es hätte auch aus damaliger Sicht, ziemlich ins Auge gehen können. Also, ich kann ja nur für mich sprechen, aber wenn mir mein Arzt diese Tabletten verschreibt, verlasse ich mich darauf, dass er auch weiß was er tut. Ich habe mich natürlich schlau gemacht...blind vertrauen wollte ich ihm ja auch nicht. Clomifen begünstigt die Reifung von Eibläschen, im Fachchargon Follikel genannt. Soll heißen, die Möglichkeit von Mehrlingsschwangerschaften ist sehr hoch. Und da mich mein toller Arzt nicht einmal zu einer Ultraschalluntersuchung bestellt hatte um das Ganze zu überwachen, hätte ich wohl auch Vierlinge bekommen können! (Wenn nicht im Nachhinein die ganzen anderen Dinge aufgetaucht wären, die eine Schwangerschaft sowieso unmöglich machten.)

Es war soweit. Persönliche Befundbesprechung im Krankenhaus (Wieder dienstags! Wieder Montagabend nach Hause, wieder dienstags nach dem Termin nach Wien). Und um jegliche Vorfreude auf einen positiven Weiterverlauf gleich mal zu stoppen...

...hier der ernüchternde Befund von Spermiogramm Nummer 1:

BESCHISSEN!

Ich möchte nicht zu sehr in medizinischen Details versumpfen. Ich sage nur Eines: DAS war eindeutig zu wenig!

Wenn geschrieben steht:
Menge 8.000.000 (Norm: >20.000.000)...dann verstanden auch wir, dass das wohl nicht perfekt war.

Der Arzt meinte, dass zwar die Qualität passen würde, aber die Quantität ließe echt zu wünschen übrig. Aber, was für uns eigentlich noch gar nicht relevant war), für eine künstliche Befruchtung völlig ausreichend. Aber an so etwas wollte von uns beiden zu diesem Zeitpunkt noch keiner denken.

Wiedersehen macht Freude...bis in 4 Wochen!

Stimmung: leicht deprimiert

Mr. Sch. – SCH wie Scheißkerl

Da wir jetzt vom Krankenhaus endlich den Befund hatten, vereinbarte ich mir wieder einen Termin bei Mr. Sch. Dieses Mal ging ich zwar nicht mehr ganz so hoch erhobenen Hauptes hin, aber was mich da erwarten sollte, drückte meine sowieso schon leicht angeschlagene Stimmung gegen Null.

Stand der Dinge <u>vor</u> Mr. Sch.:

- offensichtliches Hormonproblem, ausgehend von der Hirnanhangdrüse
- Quantitätsproblem bei Spermiogramm (sonst alles in Ordnung)

Ich setzte mich, und begann zu erzählen:
"Ich habe jetzt den Befund meines Freundes. Der Doc meinte es sei alles soweit in Ordnung, jedoch sind es sehr wenige brauchbare Spermien."

Dann kam es, wie es kommen musste. Mr. Sch. setze an und vernichtete mich in einem Dauerfeuer aus Unfreundlichkeit und Beleidigungen.

"Erstens habe ich den Befund selbst noch nicht geschickt bekommen, also was machen Sie schon hier?"

Dann ein kurzer Blick auf meinen mitgebrachten Befund.

"Zweitens: was heißt hier alles soweit in Ordnung?! Nichts ist hier in Ordnung! Rein gar nichts! Keime, unterdurchschnittlich wenig Spermien, miese Qualität...also was soll hier in Ordnung sein?!"

Mit Tränen randvoll gefüllten Augen versuchte ich ihm dann klar zu machen, dass diese Aussage mein Freund im Krankenhaus bei der Befundbesprechung 1:1 so erhalten hatte.

Darauf er süffisant:" Ach, sie wissen doch wie Männer in Bezug auf ihre Spermien sind. Da gibt es nur Gewinner. Ihr Freund hörte wahrscheinlich nur das, was er hören wollte. Nervös ist man auch..."

Mein Blutdruck beschleunigte sich sozusagen von 0 auf 180 in 2 Sekunden. Ich war sauer. Was bildete sich dieses &&!!!§§§§ überhaupt ein?! Das war ja wohl die Höhe!

"Lieber Herr Dr. Sch. Mein Freund mag vielleicht kein Vollprofi auf dem Gebiet der Befundbesprechung sein, und natürlich wird er nervös gewesen sein. Aber zuhören und etwas wiedergeben, das schafft er eigentlich recht gut. Und ich finde es eine Frechheit, dass sie ihm das unterstellen. Und bei allem nötigen Respekt: ich denke, dass ich die Glaubwürdigkeit eines Labors nicht in Frage stellen muss. Sie mögen vielleicht ein guter Arzt sein, wenn man bereits schwanger ist – aber definitiv nicht, wenn man es werden möchte!"

Sprach sie und stürmte aus der Ordination!

Stand der Dinge <u>nach</u> Mr. Sch.: (laut Mr. Sch.)

- offensichtliches Hormonproblem, ausgehend von der Hirnanhangdrüse
- extremes Quantitätsproblem bei Spermiogramm
- Keime im Sperma
- ganz klares generelles Qualitätsproblem
- wir waren offenbar dumm
- Auffassungsgabe meines Freundes gleich Null

und ich denke, am Aussterben der Dinosaurier waren wir auch irgendwie beteiligt!

Stimmung: aufgebracht, enttäuscht und vor allem traurig

Kennt jemand das Gefühl, wenn man erkennt, dass man seinem größten Wunsch sich nicht nähert, sondern immer weiter davon abgetrieben wird? Und man kann nichts dagegen unternehmen. Es werden einem Steine über Steine in den Weg gelegt. Man beseitigt den Einen, doch der Nächste lässt nicht lange auf sich warten. Es werden immer mehr und mehr.

Das beschreibt ziemlich genau wie wir uns in den kommenden Monaten fühlten (und immer noch fühlen, denn während ich dieses Buch schreibe, befinden wir uns in einer echt nervenaufreibenden, schwierigen, fragwürdigen, traurigen...kurz beschissenen Phase)

Wir hatten mittlerweile Mai. Im Juli darauf wurden es 3 Jahre, dass wir uns so sehr ein Baby wünschten.

Aber noch vor diesem deprimierenden Jahrestag entschieden wir uns glücklicherweise noch für den nächsten Schritt.....

Kinderwunsch-Klinik wir kommen!!!

Der nächste und eigentlich auch einzig weitere Schritt, war die Kinderwunschklinik. Ich hätte natürlich auch noch zu einem dritten Frauenarzt wechseln können. Und ich hätte mir natürlich auch ein Loch ins Knie bohren können oder andere Sinnlosigkeiten praktizieren. Auf was will diese Frau eigentlich hinaus fragt ihr euch? Ich will damit klar machen: es wäre sinnlos gewesen! Ein großer Pluspunkt der Kinderwunschklinik war für uns, dass wir endlich etwas hatten, wo wir beide hingehen konnten. Will heißen: wir hatten es satt, immer getrennt voneinander diesem Problem gegenüberzutreten. Ich bei meinem Arzt, er bei seinem oder im Krankenhaus. Es betraf uns beide, als Paar. Und als solches wollten wir uns auch diesem „Problem" stellen. Nicht als Einzelkämpfer. Außerdem gab es uns beiden auch Kraft zusammen hinzugehen.

Ich vereinbarte einen Termin für ein Erstgespräch. Es war schon eigenartig. Auf der einen Seite kann es einem nicht schnell genug gehen, auf der anderen Seite hatte ich irgendwie mordsmäßigen Bammel davor. Das ging jetzt alles so schnell; nein, schnell ist das falsche Wort. Ich versuche mich zu erklären: In die Kinderwunschklinik zu gehen ist eigentlich schon der letzte Schritt. Und von der ersten Untersuchung bis jetzt, waren es gerade mal 5 Monate. Hier einen Termin zu haben, war schon das Finale, Endspurt, aus die Maus! Das machte mir auch irgendwie Angst. Man hatte zwischendrin keine anderen Möglichkeiten mehr. So kam es mir zumindest vor.

Schon am Telefon hatte ich ein super Gefühl. Ich fühlte mich verstanden und ernst genommen. Am Freitag der nächsten Woche hatten wir unseren Termin.

Der Tag der Wahrheit kam immer näher. Ich lernte die Homepage der Kinderwunschklinik sozusagen auswendig. Ich war begeistert, was heutzutage alles gemacht werden konnte. Faszinierend! Was würde uns erwarten? Welche Behandlungsmöglichkeiten kamen auf uns zu? Es war direkt spannend.

Frau Dr. Dr. Alleswisser hatte sich in ihrer Fantasiewelt Folgendes zusammendiagnostiziert:
Hormontabletten für mich, Spermiendoping für Hasi.

Das sollte wohl ausreichen. (Stellt euch ein mit Sarkasmus gespicktes, in die Länge gezogenes H A H A vor.) Ich muss echt gerade lachen! So viel Naivität, das ist ja kaum zu glauben! Im „echten" Leben bin ich Realistin, stehe mit beiden Beinen fest im Leben (mal mehr – mal weniger). Aber alles was dieses Kinderthema betraf, katapultierte meinen rationalen Verstand in weit entfernte Sphären. „Das Leben ist schön" und „Alles wird gut" waren die dortigen Devisen.

Es war Freitag, 11 Uhr. Wir parkten unser Auto in der Tiefgarage. Auf dem Weg zum Haupteingang der Klinik stellte ich fest, dass sich meine Beine meiner Gefühlwelt anpassten. Ein Bein hatte es eilig rein zu kommen, das Andere blockierte regelrecht. Hasi nahm mich an die Hand, wobei ich nicht sagen konnte, ob er mir oder ich ihm eine Stütze sein sollte. Es beruhte wahrscheinlich auf Gegenseitigkeit. Drinnen angekommen suchten wir uns auf der Anzeigetafel die Buchstaben „IVF", fuhren mit dem Lift in den 1. Stock und folgten der Wegbeschreibung. Die Türe öffnete automatisch und wir gingen mit gemischten Gefühlen hinein. Hier waren wir nun. Die IVF Abteilung, die Kinderwunsch-Klinik, der Treffpunkt der Verzweifelten. Ich sah mich um. Mein erster Eindruck (und das hat sich im Laufe der Zeit bestätigt) war, dass die Menschen in diesem Warteraum sich am liebsten verdünnisiert hätten. Köpfe senkten sich Richtung Boden. Es herrschte eine bedrückende Stille. Man wurde nur kurz begutachtet. Kurze musternde Blicke, die nur eines aussagten: Willkommen im Klub, ihr bemitleidenswerten Kreaturen!

Wir gingen zur Aufnahme. Dann kam ein sehr angenehmes, freundliches Aufnahmeritual, in dem unsere Daten aufgenommen wurden und eine Polaroidaufnahme von uns beiden gemacht wurde. „Damit man sich auch am Telefon ein Bild von dem Pärchen machen kann". Wir hatten dort echt Spaß. Wir lachten. Das war angesichts der Tatsachen nicht normal. Aber wir lachten. (Was uns im Warteraum einige entsetzte Blicke einbrachte).

Wir waren Mr. M. zugeteilt. Ein sehr freundlicher, junger Doc, der wahrscheinlich nicht sehr viel älter war als wir selbst. Nach einem langen, ausführlichen Gespräch, dem Aufrollen unserer Vorgeschichte und einer genauen Untersuchung meinerseits, äußerte Mr. M. den Verdacht auf Endometriose. Endometriose bedeutet (für Laien wie mich), dass Teile der Gebärmutterschleimhaut bis in den Bauchraum wuchern können. Das kann Schmerzen verursachen. Wie bei mir. Starke Regelbeschwerden, unregelmäßig lange Zyklen. Diesen Verdacht konnte man nur durch eine Operation belegen. Zusätzlich meinte er, dass es natürlich auch an den Eileitern liegen könnte. Verstopfte Eileiter könnten bei dieser OP „durchgeblasen" werden, also sozusagen in einem Aufwischen. (Außer die Verstopfung liegt gleich im Anschluss an die Gebärmutter, dann könne man nichts machen).

Mir schlug meine Kinnlade am Tisch auf! Wie meinen??!! Was erzählte mir dieser Typ denn da von Schleimhaut und OP und durchblasen von Eileitern? Tabletten Junge!! Her mit den Tabletten!

Mir war in diesem Moment nach Heulen. Was war da gerade passiert? Was war schief gelaufen? Warum hielt sich dieser Arzt nicht an meinen Plan?

Mir wurde noch Blut abgenommen um nochmals meine Hormonwerte zu testen. Dann bekam ich einen weiteren Termin zur Blutabnahme. Hier würde dann ein spezielles Hormon getestet, das Anti-Müller-Hormon. Es würde den Ärzten Aufschluss darüber geben, wie stark ich bei einer künstlichen Befruchtung hormonell stimuliert werden müsste, also meine Eierstöcke. Außerdem sollte ich bei dem nächsten Termin auch gleich einen OP Termin bekommen.

Hasi schickte er zu einem zweiten Spermiogramm. Warum nochmal? Erstens kann sich ja am Ergebnis etwas ändern (ist ja nicht jeder Tag gleich gut oder schlecht) und zweitens benötigt man 2 „negative" Spermienbefunde um in den Genuss der Fondunterstützung zu kommen. (ich brauche wohl nicht erwähnen, dass wir in dieser Hinsicht „Glück" hatten)

Ein Gesetz (seit 1.1.2000 in Kraft) legt fest, dass für eine künstliche Befruchtung (In-vitro-Fertilisation - IVF), bei Vorliegen bestimmter Voraussetzungen, der Großteil der Kosten von einem Fond getragen werden.

Der Fond springt ein bei:

1. Verschlossenen oder dauerhaft funktionsunfähigen Eileitern
2. Sterilität (Infertilität) beim Mann
3. Endometriose (Wucherung der Gebärmutterschleimhaut)
4. Polycystischem Ovar Syndrom (eine hormonelle Störung, die einen Eisprung verhindert).

Ihr wisst jetzt natürlich noch nicht alles von mir und habt noch keine Ahnung was noch auf uns zukam, aber eines will hier bereits erwähnt sein:

beim Auswählen des Grundes (es reicht einen anzugeben) für die Fondunterstützung konnte man bei uns traurigerweise aus dem Vollen schöpfen. Ene mene muh und raus bis du.
OK. Tief durchatmen. In bin ein Gänseblümchen. Atmen Beatrix, atmen.

Das war unser Erstgespräch. Knallharte Infos, die nicht im Geringsten stimmungsaufhellend wirkten. Aber wenn wir so unserem Wunschbaby näher kamen, nahm ich das in Kauf. Gut, dann lass ich mich operieren. Wird schon alles gut gehen. Kopf hoch!

Wir verließen die Klinik.

Stimmung: geschockt aber noch optimistisch

Es gibt viel zu regeln

Der Ausblick auf eine OP versetzte mich nicht nur in einen regelrechten Schockzustand, sondern führte mir auch unweigerlich vor Augen, dass etwas getan werden musste. Es setzte voraus, dass ich zumindest meiner unmittelbaren Arbeitskollegin bescheid sagen musste. Mich mit brühend heißem Wasser zu übergießen kam mir in diesem Moment sehr angenehm dagegen vor.

Wie sollte ich das anstellen? Was sollte ich bloß sagen? „Dani. Ich muss operieren gehen. Wir wollen ein Baby. Meine bisherigen spontanen Treffen mit Freundinnen in meiner Mittagspause waren alles erstunken und erlogene Ausreden wenn ich wieder mal einen Arzttermin hatte. Meine abweisenden

Antworten auf Kinderwunschfragen waren alles nur ein Selbstschutzmechanismus. Ich hab das Lügen jetzt endgültig satt. Ich mach jetzt reinen Tisch, denn den OP Termin und den darauffolgenden Krankenstand kann ich wohl nicht verheimlichen. Du bist mir doch nicht böse, oder?"

Sollte ich das sagen? Rechtfertigte das annähernd meine Situation und meine vorangegangenen Lügen?

Ja. Genau das tat es. Und genau das sagte ich. Wortwörtlich.

Und soll ich euch was sagen? Es tat gut. Es tat mir so verdammt gut. Ein Stein von der Größe eines Einfamilienhauses viel von mir ab. Ich hatte das Gefühl, dass der erste Haken meines mich einschnürenden Korsetts geöffnet wurde. Von tief durchatmen war ich noch weit entfernt, aber der erste Schritt war getan.

Dem folgte ein langes Gespräch zwischen uns. Ich erklärte meine momentane Situation, was noch alles auf uns zukommen würde und wie wir uns fühlten. Die Reaktion war toll. Ich bekam absolute Handlungsfreiheit betreffend zukünftiger Urlaube zugesichert. Ich wollte nicht alle Untersuchungen auf Arzttermin schreiben. Immerhin sah ich das ganze als mein "Privatvergnügen" an.

Der nächste Schritt wurde mir von meiner besten Freundin förmlich aufgedrängt. Unterstrichen durch ganz fieses und sehr geschicktes "ins Gewissen reden". Die hatte das vielleicht drauf. Aber jetzt im Nachhinein bin ich ihr sehr dankbar. Es war nämlich für einige Veränderungen ausschlaggebend.

Sie meinte: "So, jetzt müsst ihr es aber endlich euren Eltern erzählen!" Ich wusste gar nicht wie mir geschah. "Warum sollten wir?" hakte ich nach.

"Du musst ins Krankenhaus. Was, wenn etwas passiert? Was, wenn dich dort jemand kennt und es deine Eltern so erfahren? Du kannst nicht einfach operieren gehen und deinen eigenen Eltern nicht bescheid geben. Also *ich* wäre sauer auf dich und vor allem enttäuscht!"

Das gab mir natürlich zu denken. Sie hatte vollkommen recht. Aber wenn ich es meinen Eltern erzählen würde, dann mussten wir es auch seinen Eltern erzählen. Die wären nämlich auch enttäuscht, wenn sie dann per Zufall davon erfahren würden. Das alles zog einen Rattenschwanz nach sich, der für mich nicht akzeptabel war, denn zusätzlich ging es ja auch noch um unsere Geschwister. Und wir hatten drei davon.

Ich wollte nicht, dass unsere Eltern es wussten. Die ewigen Fragen wie "was ist jetzt?" oder "wann hast du den nächsten Termin?" waren mir noch egal. Und die sicher gut gemeinten Ratschläge und vor allem die tollen Tipps und Geschichten von anderen, denen es genau so ging störten mich auch wenig. Würden aber unter Garantie kommen. Aber die Aussicht auf das ganze Mitleid, das ich angesichts dieser Informationen von ihnen erwartete, das hielt ich im Kopf nicht aus.

Mitleid. Das war überhaupt meine größte Sorge zu diesem Zeitpunkt. Ich wollte kein Mitleid. Mitleid weist einem immer nur wieder auf die Probleme hin. Mitleid bringt auch mitleidige Blicke mit sich. Mitleid hilft einem nicht. Mitleid macht aus dieser echt bescheuerten Situation keine Annehmbarere. Wie das Wort schon aussagt, leidet jemand mit. Und ich litt eindeutig genug, da brauchte ich nicht jemanden, der das Ganze noch intensivierte. Aber ich musste mir eingestehen, dass Ela recht hatte. Ich konnte das nicht für mich behalten. Meine Eltern wären enttäuscht und verletzt, wenn sie womöglich von jemand anderem per Zufall erfahren würden, dass ihre Tochter im Krankenhaus ist.

Also los. Es galt einen guten Moment zu finden. Den perfekten Moment. Einen Moment des Mutes. Einen Moment der Kraft. Einen Moment, an dem ich mein Lügengerüst der vergangenen 3 Jahre mit einem kleinen Hauch zum Stürzen brächte. Da kam Freude auf.

Der Moment

In meinen kühnsten Träumen hätte ich es mir nicht so vorstellen können. Im Leben nicht hätte ich den Ablauf des Gesprächs mit meinen Eltern so prognostiziert. An alles hab ich gedacht, aber nicht an diese Variante.

In meiner Vorstellung plante ich am Abend zu ihnen zu fahren und ganz ruhig einfach mal das Gespräch zu suchen. Ich wollte beginnen mit „Ich muss mal mit euch reden, habt ihr gerade Zeit?“, wollte weitergehen zu „das bedrückt mich schon lange“ und dann mit gelassener, ruhiger Stimme die Situation erklären. Begonnen mit dem Kinderwunsch als Einstimmung, weiterschwenken zu unseren Einschränkungen. Dann hätte ich die OP-Bombe platzen lassen und zu guter Letzt die Lage etwas aufgelockert durch gnadenlosen Optimismus meinerseits. Geheuchelt, aber immerhin.

Alle die dieses Buch bisher aufmerksam verfolgt haben, haben sicher bemerkt, dass bei mir nichts so abläuft, wie ich mir das vorstelle. Man braucht kein Hellseher zu sein um zu wissen, dass auch das mächtig in die Hose ging.

Es war ein Mittwoch. Schon auf der Heimfahrt von der Arbeit kam mir die wahnwitzige Idee das Ganze jetzt und sofort über die Bühne zu bringen. Wie von Geisterhand fuhr mein Auto ganz automatisch zu meinen Eltern. Mein Verstand war auf *off* gestellt.

Ich lief ein paar Minuten nervös hin und her, redete über irgendetwas. Belanglose Dinge. Dann packte mich eine Kombination aus Mut und Dummheit und ich begann zu sprechen.

Es hätte so ein schönes Gespräch werden können, hätte ich nicht folgendes gesagt: "Ich muss operiert werden. Ich muss ins Krankenhaus!" *Kabumm! Dampfwalze gestartet! Feingefühl zerstört! Auftrag ausgeführt!* Noch unsensibler und schroffer hätte es nicht erledigt werden können. Der sprichwörtliche Elefant im Porzellanladen wäre filigraner gewesen. Daraufhin gab ich niemandem, nicht mal mir selbst, die Möglichkeit nachzuhaken. Tränen stürzten waagrecht aus meinen Augen, Bäche der Trauer und Verzweiflung. Ich zitterte. Auch meine Mutter hatte binnen Sekunden Tränen in den Augen. Dabei wusste noch nicht einmal jemand, was eigentlich los war. Krankenhaus. Schön und gut. Aber warum. Brustimplantate? Blinddarm? Eingewachsener Zehennagel?

Die Anspannung der letzten Monate brach aus mir heraus. Ein Dauerfeuer aus meiner Gefühls-Kalaschnikow ergoss sich über meine Familie. Als sich meine Stimme wieder von Fran Fine auf Beatrix normalisiert hatte, meine Augen keine Niagarafälle mehr waren und meine Rotzblasen sich zurückentwickelt hatten, erklärte ich die Situation. Ich hatte mich wieder beruhigt. Nach einer festen mütterlichen Umarmung geht doch immer alles leichter, egal wie alt man ist.

Meine Eltern traf diese Information im ersten Moment wie ein Vorschlaghammer. Ihre Gesichter sprachen Bände. Wenn sie mit viel gerechnet hatten, aber nicht mit dem. Fruchtbarkeitsprobleme der Tochter standen offenbar nicht am Mittwochnachmittag Programm. Fruchtbarkeitsprobleme der Tochter standen generell nicht auf dem Programm, denn wenn ich auch nur annähernd meiner Mutter nacheifern würde, hätte ich schon einen süßen kleinen "Unfall" als Kind. Ich war nämlich nicht geplant. Meine Wenigkeit ist ein *jugoslawisches Luftmatratzenkind.* Ich wurde aus dem damaligen Jugoslawien sozusagen als Souvenir vom Campingurlaub mitgebracht. Und der Name Luftmatratzenkind bedarf wohl keiner näheren Erläuterung.

Offenbar lag Fruchtbarkeit nicht in meinen Familiengenen.

Im Endeffekt wurde kurze Zeit später bereits wieder gelacht, Daumen wurden uns gehalten, die ersten Zwillingsspekulationen wurden in die Runde geworfen, meine Mutter kaufte im Gedanken schon Babysachen ein, mein spaziergehfauler Vater plante schon einen Kinderwagen mit Fernsteuerung und mein Bruder konnte es kaum erwarten Onkel zu werden. Die Welt war wieder in Ordnung.

Es war getan. In meiner Familie war Aufklärungsarbeit geleistet.

Wir schaffen das auch

Da wir in unserem Umfeld die einzigen waren, bei denen der Kinderwunsch zur Herausforderung wurde, und im Gegenzug bei unseren Freunden und auch bei unseren Geschwistern die Kinder regelrecht rausflutschten, hat sich natürlich in der Zwischenzeit einiges getan.

Im Februar dieses Jahres bekam Hasi´s Schwester ein Baby. Einen süßen kleinen Fratz namens Lukas. Es war schon schwierig genug von der Schwangerschaft zu erfahren und dann fast 9 Monate lang das für uns schier unmögliche präsentiert zu bekommen. Einen richtig fetten, kugelrunden Schwangerschaftsbauch, entstanden auf ganz natürlichem Weg. Wir mussten uns damit abfinden, dass nicht wir das erste Enkelkind beisteuern würden, sondern Hasi´s um Jahre jüngere Schwester. Sehr toll. Von nun an vermehrten sich zusätzlich die schmerzenden Anmerkungen wie "na, wann ist es denn bei euch endlich so weit?" oder „bei euch wäre es jetzt auch endlich mal an der Zeit“. Ich konnte es nicht mehr hören. Ich hatte es so dermaßen satt diesen Satz zu hören. Es war zum aus der Haut fahren. Und ich hatte es außerdem so dermaßen satt, diesen Satz zu kommentieren. "Wir lassen uns noch Zeit." "Jetzt suchen wir mal ein Haus." Blablabla.

Und um noch richtig schön Salz in unsere Wunden zu streuen und noch einmal schön darauf hinzuweisen, dass wir immer noch kinderlos waren, wurden wir zu Lukas Taufpaten ernannt. Nicht dass wir uns nicht gefreut hätten. Wir freuten uns riesig auf diese Aufgabe. Und wir freuten uns auch riesig über Lukas. Aber seien wir uns ehrlich: leichte Kost war das nicht. Man wünscht allen nur das Beste, freut sich mit allen mit, möchte nur das Beste für den kleinen Wurm. Aber jeder in dieser Situation wird mir bestätigen können, dass es extrem schwierig ist und mit sehr viel Kraft verbunden ist. Und es wäre gelogen, wenn ich behaupten würde, dass es mir gut ging in diesen Monaten. Irgendwann hab ich dann einmal meinen Frieden damit geschlossen. Keine Ahnung wie mir das gelungen ist. Wir freuten uns auf jeden Fall ganz toll auf unser Patenkind.

Natürlich wusste zu diesem Zeitpunkt noch niemand von unseren Familien bescheid. Und auch zum Zeitpunkt der Taufe im Juni hatten wir gerade mal meine Eltern und meinen Bruder eingeweiht.

Ich besorgte ein Taufkettchen mit Schutzengelanhänger und ließ es mit dem Geburtsdatum gravieren. Ein Taufbuch, einen Rosenkranz, eine wunderschöne Taufkerze mit Untersetzer und zu guter letzt wagte ich mich selbst noch über eine Torte, die aussah wie ein Babygesicht mit Schnuller (wurde übrigens ganz toll, wenn man nicht vorhatte sie zu essen). Außerdem legten wir für Lukas auch noch ein Sparbuch an, das er nach seiner Firmung plündern könnte.

Die Taufe selbst war an einem Samstag. Eine zweite Familie war auch dabei, deshalb waren die Lesungen und Lieder aufgeteilt und von beiden Familien verschiedene Geschichten ausgewählt worden.

Beim durchlesen der Texte im Vorfeld, hatte ich mich schon über eine Textpassage der anderen Familie gewundert und habe diese sogar noch belächelt. Es hieß darin: "Lieber Constantin, so lange haben wir auf dich gewartet, und dann kamst du doch zu früh."

Ich musste lachen. Also was jetzt. Lange warten? Zu früh kommen? Was wollten die damit aussagen? Für meinen Geschmack war das ziemlich unvorteilhaft formuliert.

Das Lachen verging mir relativ schnell.

Während der Taufe standen die anderen Eltern auf und lasen einen selbstverfassten Text vor. In diesem Text ging es darum, dass die beiden bereits seit 10 Jahren versuchten ein Baby zu bekommen (so lange mussten wir auf dich warten). Lasst euch das mal auf der Zunge zergehen. 10 Jahre. Constantin war ein ziemliches Frühchen (dann kamst du doch zu früh), aber es ist alles gut verlaufen.

Ich saß während dieses Textes wie angewurzelt auf meinem Stuhl und vernahm die Worte der Beiden. Tausend Bilder schossen mir durch den Kopf. Ich dachte gleichzeitig an so Vieles und doch an gar nichts. Ich hatte tatsächlich Gänsehaut, ich war so ergriffen. Wie hypnotisiert starrte ich die Beiden an und lauschte ihrem Text über ihr Wunschkind Constantin. Als sie zu weinen begann (was ich verstand, denn mir kullerten bereits seit längerem die Tränen in Zweierreihen über die Wangen), drückte er sie ganz fest an sich und schaute ihr kurz aber bestimmt ganz tief in die Augen. Diesen Blick werde ich mein Leben lang nicht vergessen. Er dauerte nicht länger als drei Sekunden, sagte aber dennoch soviel aus.

Wir haben es geschafft. Wir halten unseren Sohn in den Armen. Die Zeit des Wartens hat ein Ende. Die Kräfte raubenden Jahre sind vorbei. Wir sind jetzt eine Familie. Wir sind so glücklich und dankbar.

Und dann spürte ich eine Hand auf der Meinen. Sanft. Ganz zärtlich wurde meine Hand gedrückt. Ich drehte den Kopf Richtung Hasi. Und da war er. Ein Blick. Sein Blick. Hasi´s ganz spezieller Blick für mich. Unser Blick. Unser Augenblick. Voll von Zuversicht, Liebe und Wärme.

Wir schaffen das auch!

Spermiogramm: „die Zweite“, Anti-Müller-Hormon und mein OP-Termin

Ja, wie sollte es denn anders sein. Spermiogramm Nummer zwei war eine volle Enttäuschung. Um nicht zu sagen ein Desaster. Noch weniger brauchbare Jungs. Und, meine Damen und Herren, *Trommelwirbel*, zusätzlich wurde noch eine Krampfader festgestellt, die offenbar ausschlaggebend für die schlechte Spermienmenge war. Langsam aber sicher gewöhnte ich mich an negative Informationen. Es wurde Routine.

Dabei hatten wir so ein gutes Gefühl bei dieser Sache. Ich hatte Hasi zu seinem Termin begleitet, und nach getaner "Arbeit" brachten wir ganz stolz und voller Hoffnung auf gute Qualität den Becher ins Labor. Bereits Tage zuvor hatte er auf Sauna und Badewanne verzichtet, kein Radfahren, gesunde Ernährung, kein Alkohol. Und natürlich kein Sex. Es sollten Minimum 4 Tage zwischen dem letzten Geschlechtsverkehr und dem Abgeben der Probe liegen.

Mit diesen "tollen" Neuigkeiten ausgerüstet, marschierten wir wieder in die Kinderwunsch-Klinik. Erstens wollte ich wissen, was bei meinem zweiten Bluttest herausgekommen war und zweitens musste ich mir noch einen Operationstermin ausmachen. Diese OP würde Zyklusabhängig durchgeführt werden, ich sollte mich also am ersten Tag der nächsten Regel melden. Voraussichtlich sollte ich am 16. Juli operiert werden.

Es gab 2 verschiedene Möglichkeiten.

Mr. M. stellte uns meine beiden Optionen vor. Er meinte: "Von Variante eins rate ich ab. Das macht in ihrem Fall keinen Sinn. Diese Variante wird ohne Narkose durchgeführt. Hierbei würde ein milchartiges Kontrastmittel durch den Muttermund und die Gebärmutter bis in die beiden Eileiter gespritzt. Auf dem Röntgen sieht man dann, ob die Eileiter verstopft sind."

"Aber", sprach er weiter, "man sieht zwar dann *dass* sie verstopft sind, kann aber nichts machen. Und deswegen macht es bei ihnen auch keinen Sinn. Durch den Verdacht auf Endometriose müssten wir sowieso zusätzlich eine Bauchspiegelung machen und da geht die Eileiterdurchgängigkeitsprüfung gleich mit. Und durch die Narkose könnten wir dann auch gleich durchblasen."

Er erklärte uns dann noch, was genau bei der Bauchspiegelung auf mich zukommen würde. Gas rein, riesen Blähbauch, Endemetrioseherde aufspüren und wegschnippeln, Gas raus (meist auf natürlichem Weg, wenn ihr wisst was ich meine). Fertig. Das würde es sein. Wenn alles gut ginge, drei kleine Schnitte (zwei links und rechts im Unterleib, einer unter dem Nabel), wenn es zu Komplikationen kommen würde, dann würde mir der ganze Bauch aufgeschnitten werden. Auf das konnte ich getrost verzichten. Nicht nur aus rein kosmetischen Gründen. Nein. Man hört ja immer wieder, dass sich Partner, die lange Zeit zusammen sind, immer ähnlicher werden. Und Hasi hat auch einen Reißverschluss über den ganzen Bauch (ein Mitbringsel aus seinem Heeresdienst). Ich muss ihm ja nicht alles gleichtun.

Für mich hörte sich das irgendwie an wie eine Dauerwerbesendung am Home-Shopping-Kanal.

Wenn sie sich in den nächsten 5 Minuten für die Bauchspiegelung entscheiden, bekommen sie nicht nur einen, NEIN, sie bekommen zusätzlich BEIDE Eileiter durchgeblasen.

Also alles in allem würde es eine nette Kombination aus Kontrastmittel, Hochdruckkärcher und Gas werden. Jede Menge Gas.

Wir, im speziellen ich, entschieden uns für die All Inklusive Variante. Wenn schon, denn schon. Hatte ja auch etwas positives, wenn man alles auf einmal erledigen konnte. Und auf die Variante, in der mir ohne Narkose eine Art Klammer auf meinem Muttermund festgemacht wurde und, ich wiederhole, ohne Narkose dieses Kontrastmittelzeugs rein gespritzt werden sollte, war ich nicht gerade scharf.

Wie gesagt: OP Termin voraussichtlich am 16. Juli.

So das wäre erledigt. Aber da war doch noch etwas.
Ach ja. Meine Blutwerte. Die Auswertung des Anti-Müller-Hormons.

Ich fragte Mr. M ganz vorsichtig: „Was kam eigentlich bei meinen 2. Blutwerten raus?“

Mr. M blätterte in meinem Krankenblatt ein paar Seiten zurück und sagte: „Alles im Normalbereich.“

Wie? Normalbereich? Hasi und ich rissen die Augen auf und starrten uns an, als hätte uns gerade jemand erklärt, dass die Erde doch eine Scheibe ist. Wow. Dieses Wort musste ich angesichts unserer momentanen immer wieder mit negativen Informationen überladenen Lage mal im Duden nachschlagen. Normalbereich.

Normalbereich.

Schön. Das war Musik in meinen Ohren. So etwas hatte ich seit Anbeginn unseres Kinderwunsches noch nie zu hören bekommen. Man könnte jetzt natürlich sagen „Mann, die ist ja irre. Macht wegen einem harmlosen Wort so ein Theater“, aber ein kleiner Lichtblick in diesem Tal der Finsternis tat uns schon gut. Und ja, wir konnten uns auch über die klitzekleinen Dinge im Leben freuen.

In den darauf folgenden Tagen machte ich dann einen riesengroßen Fehler. Ich recherchierte im Internet über diese Operation. Halleluja. Im World Wide Web findet man echt alles. Alles was man nicht wissen soll oder will. Das ist vergleichbar mit dem Lesen der Nebenwirkungen eines Medikamentes in der Packungsbeilage. Man denkt, dass es gut wäre sich zu informieren, aber es wird alles schlimmer. Mit viel Glück bekommt man mit harmlosen Kopfschmerztabletten auch gleich noch Knochenschwund mitgeliefert.

Was ich über diese OP rausgefunden habe wollt ihr wissen? Tja.

Ich versuche es wiederzugeben (da läuft es mir jetzt noch kalt über den Rücken):

Um einen besseren Überblick im Bauchraum zu bekommen, wird eben nicht nur Gas in den Bauchraum gepumpt (das wusste ich ja bereits), sondern (und jetzt haltet euch fest) wird der OP Tisch mit der Patientin (also mir) aufgestellt. Quasi kopfüber, damit der Darm nach oben „fällt“ und somit untenrum freie Sicht ist. Hallo?

Ich weiß, ich weiß, vielleicht habe ich eine ziemlich kranke Fantasie. Aber: Wenn bei mir zusätzlich auch dieses Kontrastmittelzeugs gemacht wurde, setzte es voraus, dass ich also untenrum auch völlig nackt war. Und wer meinen Gedanken immer noch nicht folgen kann, hier für eure Vorstellung, langsam zum „mitschreiben“:

Ich, Nackedei, kopfüber aufgespreizt auf einem OP Tisch, vollgepumpt mit Gas. Nicht nur keine schöne Vorstellung, aber ich würde ja aussehen wie ein Y!

Wenn sich noch 3 lustige Ärzte oder Schwestern im OP finden würden, könnten wir getrost einen auf Y-M-C-A machen!

Aus. Punkt. Ende.
Memo an mich: keine weiteren Recherchen mehr über dieses Thema im Internet.

Stimmung: extrem nervös, aber eindeutig selber schuld daran

Die Operation

Vor meiner Operation hat sich noch einiges getan. Wir erzählten es Hasi´s Eltern und Geschwistern, die nicht minder schockiert reagierten als meine Eltern. Außerdem bekam unser Freundeskreis langsam aber sicher auch etwas davon mit (das ließ sich auch gar nicht vermeiden). War auch nicht schlimm. Wir lebten nur mehr nach der Devise "keine Geheimnisse mehr". Und dies inkludierte auch absolute Offenheit, was dieses Thema betraf. Unser Alltag entwickelte sich zwar nicht nach diesem Schema:

"Hallo, wie geht´s wie steht´s? Wir haben uns ja ewig nicht mehr gesehen! Ach übrigens: Wir können auf natürlichem Weg keine Kinder bekommen!"

Aber wenn jemand fragte (und es fragten viele), dann bekam er oder sie alles erklärt. Der Mädchenfreundeskreis war relativ schnell eingeweiht, da ich bei dem Geburtstagsessen von Ela, wegen der morgigen Operation, nicht dabei sein konnte. Und dann nahm das Ganze seinen absolut natürlichen Lauf der Dinge und verbreitete sich wie jede andere Information im Ort.

Am Tag der OP war ich extrem nervös und heulte die ganze Zeit über wie eine Bekloppte vor mich hin. Ohne jeglichen Grund. Ich wurde mit Glücksbringern und Viel-Glück-SMS regelrecht überhäuft. Das tat mir gut und ich war meinen Freunden wirklich dankbar dafür. Wenn ich ehrlich bin, kann ich mich an den genauen Tagesablauf gar nicht mehr so genau erinnern. Ich war viel zu aufgeregt, um mir Details zu merken.

Hasi brachte mich zur Klinik, wir checkten ein und nach den üblichen Untersuchungen und Blutabnahmen dauerte es nicht lange, bis ich in den OP gebracht wurde. Vorher musste ich noch mal so richtig schön heulen. Irgendwie wurde mir alles zu viel. Hasi verabschiedete sich, ich war extrem nervös und meine Y-M-C-A-Vermutung tauchte auch noch einmal kurz auf. Dann wurde alles schwarz. Das Wegschlafen bei einer Narkose hat echt etwas Geniales an sich.

It's fun to stay at the Y-M-C-A.....Y-M-C-A

Das Erste, an das ich mich erinnern konnte war, dass ein sehr verschwommener Mr. T mir den Operationsverlauf und die Resultate erklärte. Wie das eben so ist, wenn man gerade von einer Narkosedröhnung aufwacht, habe ich Folgendes verstanden:

„OP gut verlaufen. Blablabla. Ein Eileiter unbrauchbar. Blabla. Keine Endometrioseherde gefunden. Blabla“.

Ich gab mich mit diesen von mir wahrgenommenen Wortfetzen zufrieden und schlief noch ein wenig weiter. Als ich erneut aufwachte, stand Hasi neben mir und freute sich mich zu sehen. Ich teilte ihm sofort mit, dass alles soweit in Ordnung ist, jedoch ein Eileiter unbrauchbar wäre. War alles nicht so schlimm.

„Hab ja noch einen“.

Es hieß noch die Visite abzuwarten und dann stand einer Heimfahrt nichts mehr im Wege. Mr. T ließ auch nicht lange auf sich warten, warf noch einen kurzen Blick auf meine drei durch die Bauchspiegelung neu erworbenen Schnitte auf meinem Bauch und erklärte mir nochmal alles. Und im Nachhinein bewahrheitet sich folgendes Zitat:

„Wer zuhören kann ist klar im Vorteil“.

Hab ich aber nicht. Für mich war alles klar. Und so verließ ich die Klinik mit folgenden Informationen:

- ein Eileiter in Ordnung
- ein Eileiter „für´n Arsch“
- keine Endometrioseherde gefunden
- Termin ausmachen für Nachbesprechung zur weiteren Vorgehensweise

Auftrag: Kurs suchen mit dem Titel „Richtiges Zuhören – Informationen verarbeiten lernen“.

Pustekuchen

Auf den Tag der Nachbesprechung freuten wir uns wie kleine Kinder auf die Fahrt ins Ferienlager. Was sollte schon groß passieren? In unserer Vorstellung würden unsere Götter in Weiß bereits das richtige Medikament zur Erhöhung von Hasi´s Spermienquantität bereitgestellt haben und mein gesunder Eileiter würde in kürzester Zeit die gedopten Schwimmer ans Ziel geleiten.

Wir waren einfach zu naiv.

Mr. M holte uns in den Untersuchungsraum. Die beiden Ärzte wechselten sich für unsere Betreuung immer ab. Mir war es egal, waren doch beide wirklich nett.

"So, wie geht es Ihnen? Operation gut überstanden?"

"Jaja, alles in bester Ordnung."

"Mr. T hat ja bereits bei der Visite mit Ihnen alles besprochen, oder? Jetzt planen wir die weitere Vorgangsweise."

"Ja. Ein Eileiter ist unbrauchbar. Endometrioseverdacht hat sich nicht bestätigt."

"Da muss ich ihnen widersprechen. Ein Eileiter ist generell eher unbrauchbar und beim Zweiten wurde zwei Mal ein Kontrastmittel eingespritzt, aber auch der erledigt seinen Job nicht gut. Will heißen, dass Ihre Eileiter für eine natürliche Schwangerschaft ausgeschlossen werden können."

Also darauf fiel jetzt nicht mal mir eine Antwort ein. Hasi sah mich ganz entsetzt an.

"Tja, dann habe ich da wohl etwas falsch verstanden", sagte ich ziemlich geknickt. "Was bedeutet das jetzt?"

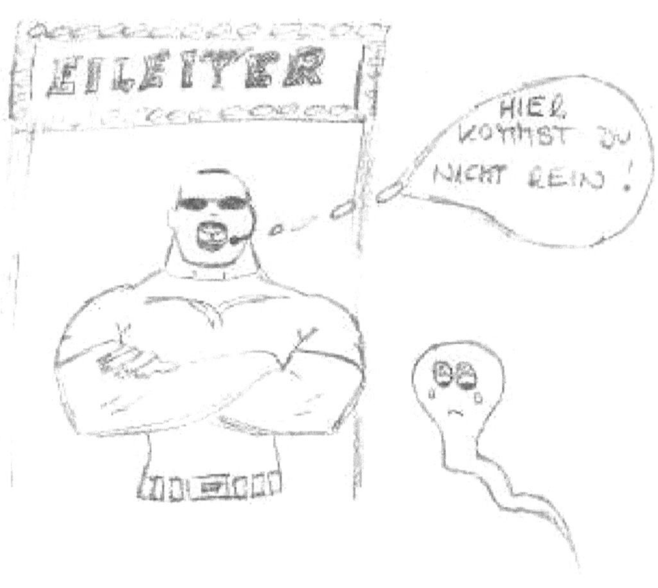

"Es gäbe grundlegend verschiedene Möglichkeiten. Zum Beispiel Verkehr zum Optimum, also Verkehr zum optimalen Zeitpunkt. Diese Methode wird gewählt, wenn die Eileiter erwiesenermaßen durchgängig und voll funktionsfähig sind, und die Samenqualität normal ist. Fällt also bei Ihnen durch Ihre Eileiter weg. Dann gäbe es noch die Insemination. Der Samen des Mannes sollte weitgehend im Normbereich oder knapp darunter liegen. Die beweglichen Samenzellen werden im IVF-Labor isoliert und anschließend in die Gebärmutterhöhle der Frau eingebracht. Hier liegt die Erfolgsrate bei 10 -

15%. Ist nicht gerade viel. Das müssen Sie selbst entscheiden, ob sie es versuchen wollen. Sie können immer mal wieder eine Insemination versuchen, wenn Sie möchten. Aber ich würde eher zu der dritten Möglichkeit raten."

Ganz fest drückte ich Hasi´s Hand. Wir konnten nicht glauben was da gerade geschah. Ich schluckte schwer und hatte das dumpfe Gefühl, als ob wir uns in genau diesem Moment dem dramaturgischen Höhepunkt nähern würden.

Und genau so war es dann auch.

"Mein Vorschlag wäre, dass wir gleich mit einer IVF starten. IVF heißt In Vitro Fertilisation. Das ist die Methode der Wahl bei Eileiterproblemen (beidseits entfernte oder verschlossene, nicht funktionstüchtige Eileiter). Die Samenqualität des Mannes sollte den Normwerten entsprechen. Nach einer entsprechenden hormonellen Stimulationstherapie wird die Punktion der im Eierstock entstandenen Eibläschen durchgeführt. Die so gewonnenen Eizellen werden im Labor mit den Spermien des Mannes vereinigt. Wenn eine Befruchtung und Teilung der Eizellen stattgefunden hat, werden ein oder zwei Embryonen in die Gebärmutter transferiert. Hier liegt die Erfolgsrate bei ca. 35%. Tja, das wären die zwei für Sie möglichen Optionen. Lassen Sie sich ruhig Zeit bei der Entscheidung."

Ich verstand nur Bahnhof. Nicht weil Mr. M´s Erklärung so kompliziert gewesen wäre, sondern weil ich es einfach nicht raffte. Künstliche Befruchtung? Insemination? So einfach dürfte unser Wunschbaby in der Umsetzung also doch nicht sein, wie wir gedacht hatten. Panik machte sich breit. Ein kurzer Schweißausbruch folgte. Hasi hat es komplett die Sprache verschlagen und auch ich stammelte nur mehr unkontrolliert Geräusche vor mich hin. Kurzzeitig schoss mir die Idee von "Verstehen Sie Spaß" ins Gehirn ein. Aber das war sogar für meine Verhältnisse zu unglaubwürdig. Was hier geschah war mehr eine ganz schlechte Inszenierung von "Gute Zeiten – Schlechte Zeiten".

Und da augenscheinlich der Bedarf an Seifenopern noch nicht gedeckt war, teilte mir Mr. M noch Folgendes mit:

"Übrigens, bei der OP wurden Sie auch gleich am Darm operiert. Ihr Darm war nämlich an der Bauchdecke angewachsen. Das haben wir gleich mitgemacht."

"Schön. Sonst noch etwas?" stammelte ich.

"Nein, sonst ist nichts mehr. Und? Können Sie sich schon vorstellen, wie sie sich entscheiden werden?"

Hasi und ich sahen uns an. Nach kurzem Abwägen der unterschiedlichen Erfolgsraten entschieden wir uns relativ schnell für die IVF. Für uns zählte in diesem Moment nur die Prozentzahl. Über die 10 - 15%ige Insemination wurde nicht einmal richtig nachgedacht.

IVF also. Na gut. Wir hatten uns entschieden. Also los. Her mit den Hormonen. Schlimm genug, dass wir überhaupt eine künstliche Befruchtung brauchten. Aber wenn, dann wollte ich diese sofort. Ich wurde unschön in meiner Euphorie gebremst, als mir Mr. M mitteilte, dass ich zyklusbedingt drei Wochen warten müsste, bis ich mit den Hormonen beginnen könnte.

Drei Wochen? Einundzwanzig Tage! Jetzt warten wir schon so lange auf unser Wunschkind und jetzt müssen wir noch weitere sinnlose drei Wochen absitzen?

Jetzt reichte es aber. Dieser Tag hatte eindeutig zu viele negative Informationen intus. Verstopfte Eileiter, künstliche Befruchtung, lange Wartezeiten, angewachsene Gedärme und relativ schlechte prozentuelle Chancen (denn seien wir uns ehrlich: was sind schon 35%?). Also aufbauen konnte uns das wirklich nicht. Im Gegenteil. Wir waren extrem frustriert und niedergeschlagen.

Der absolute Nullpunkt war somit erreicht.

Manchmal sind die Karten im Leben nicht so gemischt, wie wir es wollen; trotzdem müssen wir uns damit zurecht finden und das Spiel weiterspielen.
Anonym

21, 20, 19, 18, 17, 16, usw.

Ehrlich, ich hätte nie gedacht, dass ich mir mal Gedanken über eine künstliche Befruchtung machen müsste. Das ist wie bei schlimmen Krankheiten, die bekommen auch immer nur die Anderen. Über solche Themen wird einfach nicht öffentlich gesprochen. Zumindest nicht in meinem Umfeld. Aber es gibt vieles, das nicht öffentlich erzählt wird. Warum zum Teufel erzählt einem eigentlich niemand etwas über Eileiter? Sollten bei der Lieferung „Frau" nicht aus Prinzip gesunde, durchgängige Eileiter im Gesamtpaket enthalten sein?

Solche und ähnliche Fragen beschäftigten mich zu diesem Zeitpunkt den lieben langen Tag. Meine Familie und meine Freunde wollten mich aufbauen und mir gut zureden. Aber ich fühlte mich einfach nur unverstanden. Sie konnten sich nicht in mich hineinversetzen. Tja, das wunderte mich auch nicht im Geringsten, war doch ich die Einzige in unserem Freundeskreis, die sich über solche Themen Gedanken machen musste. Allein die dreiwöchige Wartezeit war ein purer Horrortrip für mich.

„Was sind schon drei Wochen, die werden wie im Flug vergehen".

Solche Sätze bekam ich jetzt laufend zu hören. Doch es waren ja nicht nur die drei Wochen. Wir planten unser Wunschkind ja bereits seit Jahren, aber das war ihnen alle in dieser Form nicht bewusst.

In diesen endlos erscheinenden Tagen war der baldige Hormonstart der erste Gedanke am Morgen und der Letzte vor dem Einschlafen. Ich konnte gar nicht *nicht* daran denken. Wie mit böser Absicht sieht man nur mehr Schwangere im Fernsehen, Schwangere auf der Straße, man liest über Schwangerschaften, man hört von Geburten. Ich war plötzlich von

Schwangeren regelrecht umzingelt. Und als ob das nicht schmerzend genug wäre, sieht man im TV noch die fast minderjährigen dummen Puten, die – ach welch schlimme Vorstellung – ungewollt schwanger wurden.

„Ganz ehrlich, ich habe immer verhütet. Die Pille hat wohl nicht gewirkt, aber ich habe sie ehrlich nie vergessen. Großes Indianerehrenwort."

Klar. In Österreich muss wohl da und dort ein Pillen-wirk-Funkloch sein. Sicher doch. Es gab Zeiten, da machte ich um Kinderwägen einen großen Bogen. Der Anblick einer schwangeren Frau ließ mich zusammenzucken. Ringsherum nur mehr Schwangerschaftsinformationen:

„Hast du schon gehört wer schwanger ist?"

„Ich habe Neuigkeiten. Ich bin schwanger."

Wow. Das wohl faszinierendste Bagatell des Tages. Aller Tage. Kotz. Würg.

Irgendwann kam der Tag, an dem ich mir nur mehr ein riesengroßes, mich verschlingendes Loch wünschte. Meine Mutter, sie meinte es ja wirklich nur gut, rief mich an und gab mir via Telefon (in Anwesenheit ihrer Campingkollegen) Sextips. Stellungen, die für eine Schwangerschaft von Vorteil wären. Und noch einen extrem aufschlussreichen Hinweis am Rande: „Du solltest jeden Tag Bier trinken. Trink zumindest eine Flasche Bier pro Tag. Bier steigert die Fruchtbarkeit."

„Gute Idee. Vielleicht schafft es ja in der Entzugsklinik jemand mich im Halbdelirium zu schwängern."

„Ich meine das wirklich ernst."

„Ich auch."

Ich versuchte ihr dann einfach nahe zu legen, dass eventuell (laut Internetrecherchen) Hopfen die Fruchtbarkeit steigert, aber Bier sicher nicht meine verstopften Eileiter reinigen würde. Wir beließen es dabei.

Loch auf – Beatrix rein – Loch zu.

Ready – steady – pump

Bevor wir endlich unseren nächsten Termin in der KiWu-Klinik hatten, mussten wir uns noch eine notariell beglaubigte oder richterliche Zustimmungserklärung vom ansässigen Gericht besorgen, um überhaupt eine künstliche Befruchtung als nichtverheiratetes Paar durchführen lassen zu dürfen. Grundsätzlich finde ich es ja in Ordnung, dass geprüft wird ob man denn wirklich in einer Lebensgemeinschaft lebt, oder den neu kennengelernten One-Night-Stand als potentiellen Vater seines Reagenzglasbabys auserwählt hat (und dieser natürlich einverstanden ist). Aber aus unserem Blickwinkel betrachtet ist es ganz rational gesehen eine weitere Hürde zum Wunschkind. Ein dir völlig Unbekannter entscheidet, ob du künstlich befruchten darfst und erklärt dir die rechtlichen Folgen. Hat zwar nicht lange gedauert und war auch kein Problem, aber trotzdem komisch.

Mit unserer Zustimmungserklärung im Gepäck betraten wir am Tag X die Klinik. Ich grinste wie ein haschisch-rauchendes Honigkuchenpferd. Nach der Anmeldung folgte eine Blutabnahme und eine Ultraschalluntersuchung bei Mr. T. Da alles in Ordnung war, durfte ich endlich mit der Hormonbehandlung beginnen. Mr. T verschrieb mir einen Nasenspray zum Pumpen. Der sollte meine eigene Hormonproduktion der Hirnanhangdrüse auf Null setzen, bevor ich mit den Hormonspritzen beginnen könnte. Sozusagen wie künstlich erzeugte Wechseljahre. Man soll nämlich (noch) keine Eibläschen bilden und (was noch viel wichtiger ist) keinen natürlichen Eisprung haben. Ziel der Sache ist ja mit den darauffolgenden Hormonspritzen so viel Eibläschen wie nur möglich zu „züchten“, um sie dann bei der Punktion entnehmen zu können. Etwas skeptisch nahm ich die Pumpflasche entgegen und ließ mir die Anwendung erklären. Na gut. War ja nicht allzu schwierig. Morgens, mittags und abends jeweils links und rechts ein Hub. Das sollte ich hinbekommen. Zirka zwei Wochen lang mit zwischenzeitlichen Blutwertkontrollen.

Es konnte endlich beginnen. Die Hormonspiele waren eröffnet.

Nie wieder mache ich mich über Hitzewallungen in den Wechseljahren lustig. Versprochen.

Hoch lebe der 1.Oktober

Ich nahm jetzt also seit gut 2 Wochen meinen Eigenhormonvernichtungsspray. Am 1. Oktober hatten wir unseren nächsten Termin. Meine Voraussagen für diesen Termin hielten sich in Grenzen. Aufgrund der letzten paar Male erhoffte ich mir nicht viel davon. Im Gegenteil, ich war schon froh, wenn nicht wieder irgendetwas Niederschmetterndes passieren würde und wir nicht zum wiederholten Mal mit Mundwinkeln bis zum Nabel die Klinik verlassen würden. Mir würde wohl Blut abgenommen werden, um zu checken, ob meine Hirnanhangdrüse auch wirklich nichts selbstständig produziert.

So war es dann auch.

Wir fuhren also wieder in unsere mittlerweile zweite Heimat und gingen wieder in die IVF. Kurze Zeit später floss wieder Blut in ein Röhrchen mit meinem Namen. Zu meiner Genugtuung musste auch Hasi dieses Mal Blut abgeben. Dann gingen wir zu Mr. T. In meinem Kopf wusste ich ja bereits, was jetzt noch kommen würde. Kurzes Gespräch, neuen Termin und ab nach Hause.

Und dann kam doch alles anders.

Mr. T sagte: "Hatten sie schon einmal eine Stimulation?" Das wunderte mich schon ein wenig, denn meine Stimulation wäre nach meinen Berechnungen erst Ende Oktober, also warum jetzt diese Frage? Ich verneinte. Dann wollte er mich untersuchen. Über die Untersuchung freute ich mich, denn ich wollte sowieso wissen, ob ich durch den Spray Zysten bekommen hatte. Und dann sagte mir Mr. T etwas, was ich gar nicht glauben konnte. Er sagte: „Keine Zysten, alles in Ordnung." Wow. Coole Sache. Zysten hätten nämlich alles gestoppt.

Zysten = kein Hormonstart

Kein Hormonstart = negative Nachrichten

Negative Nachrichten = deprimierte Beatrix

Deprimierte Beatrix = deprimiertes Hasi usw. usf.

Aber wie ich bereits erwähnt habe, hatte ich ja keine Zysten. Und dann sagte Mr. T noch etwas, das mich aus den Socken haute:

Er meinte: „Sie können sich dann heute um 13:30 Uhr telefonisch melden und ihre Blutwerte erfragen."

„OK, werde ich machen", antwortete ich und wollte mir bereits meine Jacke anziehen. Mit der Info über die nichtvorhandenen Zysten hatte ich Freude genug. So, ab nach Hause. Dieser Termin war eindeutig gut verlaufen. Aber es ging noch weiter. „Und wenn ihre Blutwerte in Ordnung sind, dann können sie heute noch mit den Hormonspritzen beginnen."

„Wie?"
„Ja sie können beginnen."
„Heute?"
„Ja heute."
„Ehrlich?"
„Ja ehrlich."

Wir starrten uns an. Wir waren sprachlos und konnten es kaum glauben. Hatten wir ernsthaft heute ausschließlich positive Nachrichten erhalten? Das bedeutete ja, dass endlich mal etwas passierte. Kein Vertrösten auf den nächsten Monat. Keine weiteren körperlichen Gebrechen waren aufgetaucht. Kein endloses Warten auf den nächsten Termin, an dem wieder nichts Aufregendes passieren würde. Nein. Wir begannen also mit den Hormonen. Hätte ich keine Ohren, hätte ich rundum gelacht. Ich strahlte wie nach einem Reaktorunfall in Tschernobyl. Es war wundervoll. Ein weiterer und vor allem großer Schritt in Richtung unserem Wunschbaby.

Von einer netten Schwester bekam ich dann mein persönliches Medikamentendepot ausgehändigt. Spritzen, Nadeln in zwei verschiedenen Größen, die Ampullen (die möglichen Nebenwirkungen will ich hier gar nicht erwähnen) und Desinfektions-Pads. Ich war gerüstet. Hingegen meiner Wunschvorstellung von einem Impf-Pen wie bei Zuckerimpfungen war ich leicht nervös bei dem Gedanken, mir selbst eine Spritze in den Bauch zu jagen. Eine lange Nadel. Mann. Ich nahm bisher alles auf mich. Operationen, Hormone bei denen man nicht annähernd wusste, was sie im Körper genau auslösen und noch vieles mehr. Aber angesichts einer Nadel in meinen Bauch bekam ich Angstzustände. Nicht dass ich Angst vor Schmerzen hatte, denn diese ultradünne Nadel konnte keine Schmerzen verursachen. Aber selbst zuzustechen. Ich weiß nicht. Das war irgendwie eigenartig. Auf Hasi brauchte ich da nicht hoffen, das teilte er mir umgehend mit.

Dann wurde ich noch zum Anästhesisten geschickt, um für die Punktion alles klar zu machen.

Ich hatte das erste Mal das Gefühl, dass es jetzt losging. Naja. Es war auch das erste Mal, dass es losging. Gefühl hin oder her.

Und jetzt kommt es. Wenn meine Blutwerte also passen würden und ich heute noch mit den Spritzen beginnen könnte (was sich um 13:30 rausstellen würde), dann könnte man am Donnerstag der darauffolgenden Woche schon via Ultraschall sehen, wie viele Eibläschen sich gebildet haben. Nächster Fixtermin war also Donnerstag.

Kurze Info am Rande: es war das erste Mal, dass ich die Kinderwunschklinik mit einem Lächeln verließ. Das allererste Mal.

Die einzige reelle Hürde an diesem traumhaften Tag war also der ausstehende Anruf wegen den Blutwerten. Auch wenn ich mir ungefähr alle gefühlten 5 Sekunden gedanklich einredete, dass ich mich nicht zu sehr freuen sollte, es half nichts. Ich war nervös. Mann, war ich nervös. Wie sollte ich denn das aushalten?

Keine Ahnung wie, aber ich hab es dennoch überstanden. Und ich hätte den 1. Oktober in der Kapitelüberschrift nicht hochleben lassen, wenn dieser Anruf nicht gut über die Bühne gegangen wäre. Ich bekam das OK für meinen Hormonstart.

Ich weiß gar nicht, wie ich beschreiben soll, was *das* in mir ausgelöst hat. Ich versuche es mit:

Stimmung: überrascht, glücklich und vor allem dankbar für einen kleinen Lichtblick

Hormone in rauen Mengen

Das erste Mal verabreichte mir meine Schwägerin die Spritze. Ich schaffte es einfach nicht. Mein Gott, wie zimperlich kann ein Mensch sein? Ich legte es darauf an, (wenn ich Kirstie Alley zum Thema Geburt zitieren darf) etwas, das so groß ist wie eine Melone durch etwas von der Größe einer Zitrone zu drücken. Und dann schlotterten mir die Knie vor einer klitzekleinen Spritze. Das konnte nicht sein!

Deswegen versuchte ich es am zweiten Tag selbst.

Ich stellte fest: zum Spritzen verabreichen hatte ich das Talent einer nassen Karotte. Ich stach und stach und stach. Das Problem war, dass ich nur *stach*, nie das Serum rein drückte. Da bekam ich dann immer Panik. Das Ergebnis war ein mit Blutpünktchen bedeckter Bauch. Mein persönliches "Malen nach Zahlen". Beim geschätzten 200sten Versuch gelang es mir dann doch noch. Es war vollbracht. Meine erste selbst verabreichte Spritze. Nur beim Rausziehen schaffte ich es dann auf unerklärliche Weise, mir noch meinen Bauch aufzukratzen. Wieder Blut. Aber es vermischte sich mit dem Geschmack von Stolz.

Am nächsten Tag gelang es mir, beim Rausziehen der Nadel eine kleine dünne Blutfontäne zu erschaffen, bei der Hasi fast wegkippte, als er sie sah. Keine Ahnung, was ich da angestochen hatte. Ging auf jeden Fall auch vorbei.

Das waren im Großen und Ganzen die Highlights meiner Selbstverstümmelung.

Am Mittwochnachmittag (am sechsten Spritzentag) war mir den ganzen Tag über dermaßen schlecht, dass ich mich nur in Toilettennähe aufhielt. Dann bekam ich auch noch Hitzewallungen hinzu. Seit diesem Tag lache ich nicht mehr über Wechselbeschwerden meiner Mutter, denn jetzt kann ich mir vorstellen wie sich das anfühlt. Grausam. Und dadurch kam er natürlich wieder durch: mein Informationstrieb.

Ja beschimpft mich und schüttelt den Kopf angesichts so viel Dummheit. Aber ich lese nicht nur gerne und in rauen Mengen sinnlose Internetseiten auf biegen und brechen, ich bin auch eine notorische Beipackzettellleserin. Und was habe ich davon? Richtig. Ein ungutes Gefühl, verbunden mit Ängsten und Sorgen vor dem morgigen Termin. Denn morgen würden zum ersten Mal meine Eibläschen kontrolliert werden, die ich mir ja durch die Spritzen heranzüchtete. Und als ich im Beipackzettel Dinge wie "Überstimulation der Eierstöcke" oder "Ziehen im Unterleib und Übelkeit" las, war ich natürlich wieder fertig mit den Nerven. Denn das würde bedeuten, dass wir abbrechen müssten. Alles abbrechen. Also: Gehirn auf Stand-By-Modus stellen und versuchen zu schlafen. Aber das war leichter gesagt als getan.

Eibläschen-Check 1 oder "Versteckenspielen für Fortgeschrittene"

Am siebten Hormontag war es dann soweit. Ein Termin bei Mr. T sollte Aufschluss darüber geben, wie viele Eibläschen sich in meinen Eierstöcken gebildet hätten. Mit einem Blutdruck jenseits von Gut und Böse wartete ich also (dieses Mal ohne Hasi) im Warteraum. Die Blutabnahme war sowieso schon Routine. Nur dieses Mal bat ich die Schwester um eine neue Einstichstelle, denn meine rechte Armbeuge (die gute Seite zum Blutabnehmen bei mir) glich schon einem Nadelkissen und war somit auch schon ziemlich schmerzhaft.

Mr. T rief mich zu sich.

"Wie geht es Ihnen?"

"Ja danke, kann mich nicht beschweren. Aber ich mache mir etwas Sorgen. Mir war gestern ziemlich übel und da habe ich nachgelesen. Ich habe da etwas von Überstimulation gelesen."

"Na, das sehen wir uns jetzt mal an".

Dann startete er seine Ultraschall-Besichtigungstour. Es ist wahrlich faszinierend, wie sich meine Stimmung binnen Sekunden verändern kann. In den folgenden wenigen Sekunden bewegte sich mein Stimmungslevel von einer vorfreudigen, optimistischen Zehn auf eine erschütterte Eins wieder empor zu einer unsicheren, aber nicht unbedingt negativen Sechs.

"Schauen wir mal nach." (zehn)

"Also ehrlich, ich weiß nicht was ihre Eierstöcke mit den Hormonen machen. Das sieht nicht nach viel aus" (eins)

"Ach hier. Die haben sich aber gut versteckt. Wie viele es werden, kann ich noch nicht sagen, die sind noch so klitzeklein. Auf alle Fälle noch weiterspritzen" (sechs)

Meine Damen und Herren! Willkommen auf der Gefühls-Achterbahn von Beatrix. Schnallen Sie sich an, halten Sie sich fest und behalten Sie Ihr Mittagessen bei sich. Es wird eine turbulente Fahrt.

"Ihre Sorge ist übrigens unbegründet. Von einer Überstimulation sind wir in Ihrem Fall weit entfernt. Kommen Sie am Sonntag wieder her. Bis dahin spritzen sie noch brav weiter und auch das Nasenspray bleibt noch ihr täglicher Begleiter. Dann müsste man schon mehr sehen."

Sonntag also. So weit, so gut. War jetzt nicht übermäßig positiv, aber (und das ist noch viel wichtiger) auch nicht negativ. Mehr so ein Mittelding. Fifty-fifty.

Wir (Hasi und ich) stuften diesen Termin nach telefonischer Absprache unter *gut gelaufen* ein. Wir waren uns relativ schnell einig. Könnte ja immerhin schlimmer sein. Ich spritze einfach bis Sonntag weiter und hoffe, dass Mr. T dann schon aussagekräftigere Prognosen abliefern kann.

Stimmung: eine Gradwanderung zwischen Hoffnung und Enttäuschung mit Tendenz zur Hoffnung

Eibläschen-Check 2

Die Tage bis Sonntag vergingen wie im Flug. Im Spritzen hatte ich mittlerweile Weltmeister-Qualifikation erreicht. Ging rein wie ein heißes Messer durch Butter. (entschuldigt den Vergleich)

Nebenwirkungen machten sich auch bereits bemerkbar. Ich konnte nicht mehr durchschlafen und hatte immer noch gelegentlich Hitzewallungen. Hasi lehnte sich ziemlich weit aus dem Fenster, als er feststellte, dass auch starke Stimmungsschwankungen auf die Liste gehören würden. Aber am schlimmsten für mich war mein Unterleib. Das bekannte Zitat "ich habe eine Wassermelone getragen" von Baby (der Hauptdarstellerin aus Dirty Dancing) kann ich mit Leichtigkeit übertrumpfen. Denn ich trage zwei mit mir herum. Zwei Wassermelonen in Form meiner Eierstöcke. Es ist kaum auszuhalten. Aber wie so vieles verdrängte ich es einfach. Das war ja schließlich unser geringstes Problem.

Dieses Mal untersuchte mich wieder Mr. M. Hasi blieb im Warteraum sitzen. Ihm ist es immer sehr unangenehm bei meinen Untersuchungen anwesend zu sein. Wenn sich das Ultraschallgerät irgendwann mal *auf* meinem Bauch befindet, dann schafft er es vielleicht mal, dass er zumindest im selben Raum bleiben kann.

Und dieses Mal konnten wir die Eibläschen bereits schön am Monitor bewundern. Toll. Wir zählten elf. Elf! Nur elf Eibläschen hieß nicht zwangsmäßig elf Eizellen. Es konnten sich auch manche bei der baldigen Punktion als Seifenblasen herausstellen. Wir waren aber der Meinung, dass bei elf sicher einige Eizellen dabei sein würden. Das reimten wir gutgläubigen Naivlinge uns einfach mal so zusammen.

Die Anweisung von Mr. M kam prompt.

"Spritzen Sie bitte noch bis Dienstag weiter. Am Dienstag kommen Sie wieder. Da müssten die Eibläschen bereit für die Reifungsspritze sein. Sieht gut aus."

Ok. Noch 2 Tage. Das war absolut zum Aushalten. Reifungsspritze am Dienstag würde bedeuten, dass ich die Punktion (Eizellenentnahme) am Donnerstag hätte.

Ich weiß, das könnte ich mir jetzt getrost sparen, aber:

Stimmung: überglücklich

Idealbefund

Wie üblich war ich am Dienstag wieder viel zu früh in der Klinik. 8:00 Uhr heißt bei mir Minimum 7:30. Länger würde ich gar nicht aushalten. Dieses Mal war ich wieder bei Mr. T. Er checkte die Eibläschen-Lage und meinte dass ich auf alle Fälle am Donnerstag zur Punktion kommen könnte.

Ich war so glücklich in jenem Moment. Jetzt wollte ich (unsicher wie ich nun mal war) aber noch wissen, wie der Stand der Dinge sei. Ist alles im Normalbereich, sind die Bläschen mengenmäßig im Normbereich und und und.

„Ich will ihnen nicht zu viel versprechen, aber sie haben einen Idealbefund. Die Geschwindigkeit des Wachstums passt, die Menge ist normal, also wirklich ein Idealbefund."

Das war ja mal was. Zufriedener hätte ich die Klinik nicht verlassen können. Ich war ganz außer mir. Am Donnerstag war es nun soweit. Am selben Abend sollte ich mir noch die Auslöser- bzw. Reifungsspritze setzen, einmal zu Mittag noch das Nasenspray und das war es mit der Hormonbehandlung.

Wir konnten also „ernten".

Umgehend habe ich Hasi informiert, der sich hörbar freute angesichts dieser Vorstellung. Er musste sich dann noch in Wien ein Antibiothikum besorgen und die nächsten zwei Tage einnehmen. Das Problem war nur, dass ich das Rezept hatte.

Also schickte ich ihn mal zur nächsten Apotheke, gab ihm die Nummer der IVF Abteilung durch. Er stellte dann sozusagen eine Verbindung zwischen

Apotheke und IVF her, um telefonisch das Rezept bestätigt zu bekommen. War gar nicht so einfach - aber es hat funktioniert.

Stimmung: völlig aufgekratzt

Punktion

Es war Donnerstag. Unser großer Tag. Erntezeit. Als ich am morgen vor dem Spiegel stand, schossen mir zwei Gedanken durch den Kopf.

1) Warum sehen meine Haare immer so scheiße aus? (Ganz ehrlich, warum gaukelt uns die Werbeindustrie immer wieder vor, dass es Frauen gibt, die wie aus dem Ei gepellt morgens mit einer gestylten Wallemähne aus dem Bett steigen? Ich hingegen bin eher eine "Spur der Verwüstung", eine weibliche Ganzkörperdruckstelle. Grundsätzlich habe ich ja ein ganz normal gestörtes Verhältnis zu meinem Körper. Aber die Geschichte mit meinen superdünnen Spaghettihaaren, das nervte mich heute besonders.)

2) Wie wird meine Punktion heute verlaufen?

Am wichtigsten war natürlich Frage Nummer zwei, jedoch lenkte mich Frage eins ziemlich gut von Zwei ab. Wenn auch nur kurzfristig. Im Prinzip freute ich mich auf meine Punktion, wusste ich doch, dass nach meinem Idealbefund nicht sehr viel schief gehen konnte. Immerhin lag ich da voll und ganz in der Norm. Also wovor hatte ich Angst? Hasi hingegen war etwas nervös vor der

Spermienabgabe, was ich verstand. Auf Kommando und unter Druck tut man(n) sich da sicher nicht so leicht.

Wir fuhren in die Klinik und meldeten uns zum vereinbarten Termin bei der Aufnahmeschwester. In der KiWu gab es ein eigenes Zimmer für Punktion-Patientinnen. Es war nichts anderes als ein Aufwachraum mit 4 Betten. Als wir in diesen Aufwachraum begleitet wurden, lag bereits eine Frau ganz am Anfang des Zimmers. Gut für mich, denn ich nehme immer das Letzte. Wie zu Schulzeiten die letzte Reihe. Ich mag das. Es gibt mir Sicherheit.

Ich ging also ganz siegessicher zum letzten Bett und zog mir das sexy Krankenhausnachthemd über. Hasi blieb noch eine Weile bei mir. Dann wurde er jedoch von einer Schwester abgeholt um seinen Part ordnungsgemäß zu erfüllen.

Ich wünschte ihm noch gutes Gelingen.

Kurze Zeit später war alles vollbracht und er verabschiedete sich von mir. Im selben Moment kam eine Schwester und teilte mir mit, dass es dann losginge.

"Das ist nicht schlimm, sie brauchen nicht nervös zu sein", beruhigte mich die nette Schwester.

"Sie werden in einen leichten Dämmerschlaf versetzt. Keine Vollnarkose. Zuerst wird die Scheide mit einer Lösung ausgespült, wegen der Desinfektion. Dann wird der Ultraschallkopf eingeführt. Danach wird die Nadel durch die Scheidenwand in den Follikel geführt und über ein Schlauchsystem, das mit einer Pumpe verbunden ist, wird die

Follikelflüssigkeit mit der Eizelle aus dem Eierstock abgesaugt. Wir werden bald fertig sein."
Ich kann mich dann noch an einen OP-ähnlichen Raum erinnern und an einen mir unbekannten Arzt. Dieser Arzt teilte mir noch mit, dass Mr. T ihn gebeten hatte, meine Punktion durchzuführen, da er verhindert war.

"Kein Problem", teilte ich ihm mit.

Dann ging es wieder recht flott und ich war wieder im Land der Träume. Nicht dass ich mich erinnern könnte, aber ich könnte schwören, dass ich von Seifenblasen geträumt habe.

Als ich, immer noch benebelt, aufwachte, war meine erste Frage die Anzahl meiner Eizellen. Denn nur weil bei den vorangegangenen Ultraschalluntersuchungen viele Eibläschen zu sehen waren, hieß das nicht, dass auch in jedem Eibläschen eine brauchbare Eizelle war.

"Sie haben zwölf Eizellen."
"Zwölf ist gut, oder?"
"Ja, zwölf ist gut."

Dann schlief ich noch kurz, wurde aber relativ schnell von meinem immensen Hungergefühl geweckt und nahm mein verspätetes Frühstück zu mir. Während ich mir mein Marmeladebrot und meinen Kaffee schmecken ließ, ging mir immer nur eines durch den Kopf: "Ha. Zwölf Eizellen."

Ich will ja wirklich nicht angeben. Aber zwölf fand ich wirklich spitze. Die Hormonbomben hatten sich wirklich ausgezahlt. Mein Körper hatte vielleicht keine Ahnung wie er seine Eileiter frei bekommen sollte, aber eines sei an dieser Stelle erwähnt: was er mit Hormonen anzustellen hatte, das wusste er.

Während ich mir hier stolz selbst auf die Schulter klopfte, wurden Hasi´s Freischwimmer wohl gerade gereinigt und mit meinen Eizellen (zwölf!) zu einem Stelldichein genötigt.

Doch dann geschah etwas, das mich wieder ein wenig auf den Boden der Realität zurückbrachte.

Ich lauschte einem Gespräch zwischen meiner Bettnachbarin und dem Arzt. Ich konnte es kaum fassen. Die hatte siebzehn Eizellen. Siebzehn. Das war ja unmenschlich. Absolut unmenschlich. Ich musste neidvoll anerkennen, dass zu meiner Rechten eine Eizellenzuchtmaschine lag. Diese Frau hatte sich meines Erachtens einen Eintrag ins Guinness Buch der Rekorde verdient. Da gingen meine Zwölf, auf die ich noch vor wenigen Minuten mit so stolz geschwellter Brust baute, fast unter.

Als Hasi das Zimmer betrat, ließ ich mir aber nichts anmerken und erzählte ihm von unserer tollen Ausbeute. Da er sich ganz offensichtlich riesig freute, ließ ich ihn auch weiterhin im Dunkeln. Ich freute mich ja auch, aber seien wir uns ehrlich: je mehr Eizellen, desto größer die Chance auf Befruchtungen. Je mehr Befruchtungen, desto größer die Chance auf Weiterentwicklung. Und so weiter. Die Eizellenzuchtmaschine stand irgendwann auf und quälte sich zur Toilette. Das gehen fiel ihr sichtlich schwer. Verflucht mich, schüttelt den Kopf angesichts so viel Feindseligkeit. Aber dass sie nach der Punktion Schmerzen hatte, das machte sie für mich etwas menschlicher. Siebzehn Eizellen ist das Eine, aber Unterleibsschmerzen nach der Punktion, das ist das wahre Leben.

Ihr findet das kindisch? Ja natürlich ist es kindisch.
Ihr findet es böse? Ja natürlich ist es böse.

Aber ich wollte genau so viele reelle Chancen auf ein Baby haben wie sie. Ich war einerseits neidisch auf sie und andererseits enttäuscht von mir.

Aber wie stand schon in der Bibel: du sollst nicht begehren deines Nächsten Eizellen. Oder so.

12 - 11 = 1

Dieses Kapitel könnte auch den wunderschönen Namen "wie man sich von einer vermeintlichen Glückssträhne verarschen lassen kann" tragen. Wie viel Pech kann man denn im Leben bloß haben? Bin ich verrückt? Bilde ich mir schon Dinge ein? Täusche ich mich so gewaltig? Habe ich jegliches Einschätzungsvermögen verloren? Hatten wir nicht gerade einen richtig guten Lauf? Nur gute Nachrichten? Schritt für Schritt für Schritt in die richtige Richtung?

Ich habe gerade mit der Klinik telefoniert und bekam die Info, dass sich nur *eine* befruchtete Eizelle gut weitergeteilt hat. Jetzt hatten wir wider Erwarten zwölf Eizellen zur Verfügung. Von diesen zwölf hatten sich acht befruchten lassen. Eine davon hatte sich nicht geteilt. Blieben noch sieben übrig. Sieben. Und innerhalb von zwei Tagen hatten wir noch genau einen einzigen Kämpfer übrig. (Und zwei Weitere, die sich aber nicht zur vollsten Zufriedenheit weiterentwickelt hatten, aber mit viel Glück noch etwas werden könnten – mit sehr viel Glück wohlgemerkt, denn es sah nicht danach aus.)

Ein Einziger.

Morgen um 8:15 Uhr habe ich meinen Transfer (Einsetzen der Blastozyste – Keimbläschen im fortgeschrittenen Teilungsstadium eines frühembryonalen Keims etwa 4 Tage nach der Befruchtung bzw. kurz vor der Implantation.). Aus unserem Wunsch gleich zwei einpflanzen zu lassen wird somit nichts. Und aus unserem Wunsch die Restlichen einfrieren zu lassen wird auch nichts. Wünsche. Nichts als heiße Luft. Das heißt für mich beim nächsten Versuch wieder Hormonbehandlung und wieder Punktion.

Also wenn ich ehrlich sein soll sind meine positiven Gedanken für morgen auf einen Negativlevel gerutscht. Diese Info heute hat mir das Genick gebrochen. Jegliche Vorfreude und positive Einstellung machte meinem guten alten Freund dem Schmerz platz. Ich könnte kotzen. Seelenkotzen.

Aber ich muss mich aufraffen. Noch einmal stark sein. Wieder einmal alle Kraft zusammennehmen. Energie sammeln, um unserem Einzelkämpfer für morgen die besten Voraussetzungen zu schaffen. Voraussetzungen, in denen es sich lohnt sich einzunisten.
Stark sein. Kopf hoch.

Aber ich habe ein großes Problem: ich weiß nicht wie.

Stimmung: ein Heulkrampf folgt dem Nächsten; Traurigkeit bestimmt den Tag

Eskimos

Nach einer wider Erwarten gut durchschlafenen Nacht fiel es mir am Morgen schon wieder etwas leichter, dem Ganzen positiver gegenüberzutreten. Na

Gott sei Dank. Denn so wie ich gestern noch drauf war, konnte ich heute wirklich nicht zum Transfer marschieren. Ich war so richtig *scheiß drauf.* Seit Ewigkeiten freute ich mich auf diesen Tag, aber gestern war mir alles egal.

Meine Augen waren durch das Durchheulen am gestrigen Tag nur mehr kleine, verschwollene Schlitze. Mein Gesicht sah aus wie New Orleans nach dem Hurrikan Katrina. Ich saß bis 18:00 Uhr in der Arbeit. Kurz vorm Zusammenbrechen und Überlaufen. Zwei Sekunden vorm Losheulen. Aber ich musste stark bleiben. Bis 18 Uhr. Um Punkt 18 Uhr stieg ich in mein Auto ein. Und dann begann er. Ein nie wieder endend wollender Heulkrampf. Ich habe gar keine Ahnung wie ich nach Hause gekommen bin, denn ich kann mich an nichts mehr erinnern. Ich war nur mehr am weinen.

Aber heute ist ein neuer Tag. Die letzten Kraftreserven habe ich angezapft und meine positive Einstellung ist auch wieder zurückgekehrt. Da Hasi dieses Mal leider nicht dabei sein konnte (arbeitsbedingt), fuhr mich meine Mum zum Termin um 8:15 Uhr. Meine größte Angst war, dass mit meinem Einzelkämpfer womöglich über Nacht auch noch etwas passiert wäre. Dass es zu keinem Transfer kommen würde. Dass mein Monat voller Hormone völlig umsonst war. Das Warten und Bangen völlig sinnlos.

Ja. Das war meine größte Angst.

Mum meinte, sie warte draußen auf mich. War mir auch recht, denn direkt beim Transfer wollte ich sowieso niemanden dabei haben (außer Hasi, und der war ja nicht da). Zwischen meinen Beinen war in den letzten Monaten bei den ganzen Untersuchungen zwar ohnehin öffentliches Territorium entstanden, aber ich wollte dennoch keine zusätzlichen Augenpaare mehr dort anwesend wissen.

Ich betrat die Klinik, ging zur Aufnahme der IVF und gleich nach der Begrüßung waren meine Worte: "Gibt es meinen Einzelkämpfer noch?"

Die Schwester meinte nur: "Ich denke schon, denn sonst hätte ich etwas Gegenteiliges gehört. In diesem Moment ist noch Besprechung, gleich wissen wir mehr."

Ungefähr 10 Minuten später tippte mir eine andere Schwester von hinten auf die Schulter und bat mich mitzukommen. Es war so weit. Transfer. Der Tag X. So sehr herbeigesehnt und doch beängstigend. Ich war extrem nervös. Hätten meine Knie noch ein kleines bisschen mehr gezittert, hätten sie Charleston getanzt.

Ich wurde in ein Zimmer begleitet. Dort war bereits die Schwester mit der ich telefoniert hatte und die mir die schlechten Nachrichten mitgeteilt hatte. Kurz darauf heulte ich erneut, aber dieses Mal waren es Freudentränen. Tränen der Erleichterung. Des Glücks.

"Wir haben Glück. Die beiden Anderen haben sich auch noch zu Blastozysten entwickelt. Die Qualität ist so gut, dass wir sie kryokonservieren (einfrieren) können!"

Ich brach regelrecht zusammen. Meine Augen waren ja vom vielen Heulen sowieso nur mehr geschwollene Schlitze, aber diese Info brachte den Flüssigkeitsverlust noch einmal auf Touren.

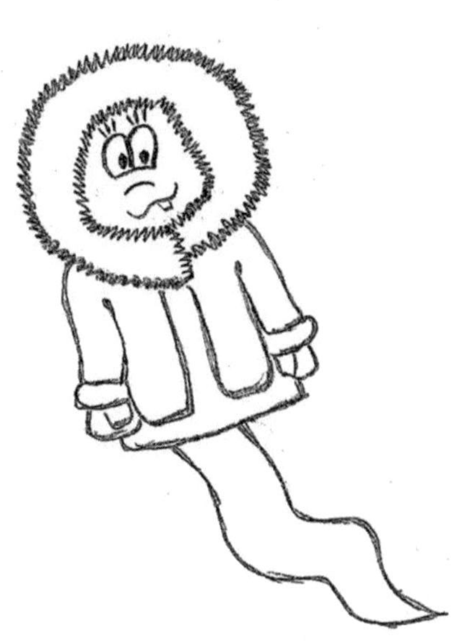

Nachdem ich einige Formulare unterschrieben hatte (so genau weiß ich echt nicht mehr was das alles war, ich war zu aufgekratzt), ging es los. Den Transfer hatte ich mir immer als absolut emotionalen Moment vorgestellt, doch wenn ich ehrlich bin, war ich dann im Endeffekt froh, als es vorbei war. Es stellte sich nämlich heraus, dass mein "Gebärmutterhighway" (Gebärmutterhals) auch wieder Anomalien aufwies.

Normalfall = ziemlich gerade
mein Fall = eine S-Kurve

Man kann sich sicherlich vorstellen, dass das Einführen des Schlauches keine angenehme Situation für mich war. Ich versuchte an irgendetwas zu denken, bloß nicht an die gegenwärtige Situation. Vier Personen mit voller Konzentration auf meinen Schambereich, ein Schlauch, der versucht eine

Haarnadelkurve auf schmerzlose Weise zu bewältigen und ich. Ein nervöses Wrack.

"Entspannen sie sich, ganz locker lassen."

Ja klar. Also echt Doc (übrigens Mr. M). Du hast ja keine Ahnung. Wie soll man sich denn hier entspannen? Sehr, sehr lustiges Kerlchen dieser Mr. M. Ich lach mich tot.

Ich bestrafte ihn mit einem aussagekräftigen Blick. In diesem Moment konnte ich nur an eines denken. Ich wäre gerne Superman gewesen, dann hätte ich ihn mit meinem Hitzeblick zu Staub verwandelt.

Gesagt habe ich: "OK."

Auf jeden Fall bekam ich dann die Info, dass es vorbei wäre. Alles erledigt. Ich sollte noch ein paar Minuten liegen bleiben und konnte dann nach Hause gehen.

Es war also getan. Unser Blasti (so nenne ich ihn immer liebevoll) war in mir. Eingepflanzt in meine Gebärmutter, die ihn hoffentlich gastfreundlich empfangen würde.

Jetzt hieß es ab zu warten. Ewig lang erscheinende zwei Wochen warten. Warten auf die hoffentlich nicht eintretende Periode. Warten auf die so sehr herbeigesehnte Schwangerschaft.

2 Wochen oder
14 Tage oder
336 Stunden oder

20160 Minuten oder
1209600 Sekunden.

Natürlich alles nur Daumen mal Pi. Wie sollte ich das bloß aushalten? Was macht man denn 14 Tage lang, damit die Zeit schnell vergeht? Positiv denken. Ruhig bleiben.

Beim Verlassen der Klinik hatte ich ein komisches Gefühl. Eine Mischung aus Nervosität, Unsicherheit und der Angst dass mir mein Blasti gleich herausfallen könnte. Dumm, ich weiß. Ich wollte einfach alles richtig machen. Nicht zu viel bewegen. Schnell nach Hause. Einfach hinlegen und fernsehen. Keine Anstrengung. Perfekte Voraussetzungen schaffen.

Auch wenn ich fest daran glaubte, dass unser Blasti es schaffen würde. Es war trotzdem gut zu wissen, dass wir zwei Eskimos im Eisfach hatten. Das bedeutete nämlich für mich, dass ich mir bei einem eventuellen zweiten Versuch die ganze Hormonprozedur sparen könnte. Keine Spritzen, keine Punktion. Nur Einsetzen.

Aber wer dachte denn zu diesem Zeitpunkt schon an einen zweiten Versuch?

Tage später

Ich darf ganz stolz verkünden: mein Körper ist sehr intelligent. Er hat eine völlig revolutionäre neue Art des Selbstschutzes erfunden. Er ignoriert sich einfach selbst.

Das hört sich vielleicht lustig an, ist es aber nicht. Durch diese Ignoranz nimmt er nämlich keinerlei Zwicken und Zwacken wahr, keinerlei Spannungsgefühl in den Brüsten oder sonstige (bei mir immer sofort dagewesene) Schwangerschaftsanzeichen. Er ist einfach neutral. Neutral wie die Schweiz. Er nimmt nichts wahr und deutet somit auch gar nichts.

Also wie gesagt: mein Körper ist intelligent. Nur seine Besitzerin ist eine Vollidiotin. Ich mache mir angesichts dieser Ignoranz nämlich schon meine Gedanken.

So dermaßen *nichtschwanger* wie dieses Mal, hab ich mich in den letzten drei Jahren nicht gefühlt. Alleine im letzten Jahr war ich definitiv zwölf Mal schwanger. Und dieses Mal (wo ich weiß, dass mir etwas eingesetzt wurde) würde ich gar nichts spüren? Absolut gar nichts? Da rede ich nicht mal von irgendwelchen körperlichen Anzeichen (das wäre sicher noch zu früh), aber so ein Gefühl eben. Ein Bauchgefühl. Zu ahnen schwanger zu sein. Ein dämliches Dauergrinsen im Gesicht. Keine Ahnung was ich genau meine.

Und jetzt fragt sich diese Vollidiotin eben, was das zu bedeuten hat. Ist es ein gutes Zeichen nichts wahrzunehmen? Bin ich angesichts dieser Neutralität genau dieses Mal wirklich schwanger? Ist unser Blasti gar einer der ganz witzigen (und gemeinen) Sorte und denkt sich "Ha, ich lass mir nicht in die Karten schauen, die soll schön 2 Wochen warten."

Ja alles ist möglich. Was ich damit sagen will ist: nur weil mein Körper ein ruhiger, gelassener und neutraler Schweizer ist, heißt das nicht, dass mein Kopf nicht bald aufgrund ständigem Grübelns explodiert.

Stimmung: wahhhhhhhhhhhhhhhhhhh!!!

Noch später

Na gut, na gut. Ich gebe zu: ich stehe voll auf Neutralität und Ignoranz. Denn alles ist besser, als das Gefühl, das heute bei mir aufkam. Ich denke, ich bekomme meine Tage. Halt. Sagt bitte nichts. Ich weiß selbst am Besten, dass das noch nichts heißt, habe selbst Millionen von Internetforen durchgelesen, in denen andere Frauen mitteilen, dass sie kurz vorm positiven Schwangerschaftstest auch die „ich-bekomme-jeden-Moment-die-Periode"-Symptome hatten. Und außerdem weiß ich selbst am besten, dass Ziehen im Unterleib nach diesen Hormonbomben auch nicht allzu ernst genommen werden darf.

Aber. Das gute alte aber. Es fühlt sich genauso an. Ich weiß nur zu gut wie es ist, seine Tage zu bekommen. Und bei Gott: ich denke es ist soweit. Es heißt abzuwarten.

Stimmung: nervös

Viel später

Verdammt noch mal. Also was jetzt zum Teufel? Ja oder nein? Hopp oder topp? Was jetzt? Du kleines dummes Arschloch von Periode. Komm oder komm nicht. Aber mach mich nicht völlig Banane im Kopf, in dem du morgens deine ersten Anzeichen von dir gibst und dann wieder verschwindest. Stell dich du erbärmlicher Feigling.

Stimmung: $$!!!!!!???%%%%

Und nochmal später

Ein weiterer morgendlicher Toilettengang ohne böse Überraschung. Vielleicht passiert ja wirklich nichts? Vielleicht bin ich ja wirklich schwanger? Es wäre so wundervoll. Schwanger. Hasi und ich philosophieren bereits pausenlos über unsere zukünftige Elternschaft. Wie toll alles werden wird. Wie sehr wir uns darauf freuen endlich unsere eigene kleine Familie zu haben. Er fragt mich auch nach jedem Gang zur Toilette nach dem Stand der Dinge.

So auch jetzt. Und ich gebe zu: ich teile ihm etwas zu euphorisch mit, dass ich meine Tage noch immer nicht habe und verweise auf die zwei weiteren Tage, die wir bis zu unserem Schwangerschaftstest-Termin nur mehr haben. Zwei lächerliche Tage. Was soll da noch sein? Beim Duschen dachte ich mir auch bereits, dass meine Brust irgendwie straffer wäre. Dafür gibt es verschiedene Möglichkeiten:

- ich bekomme meine Tage und die Straffheit verschwindet wieder,
- die hautstraffende Creme war doch nicht nur rausgeschmissenes Geld,
- oder (meine Lieblingsoption) ich bin schwanger und da gibt es noch eine Steigerungsstufe

Stimmung: gut gelaunt und ziemlich kurz davor meine Prinzipien über den Haufen zu werfen und mir einen Schwangerschaftsfrühtest zu besorgen

Rien ne va plus (oder: wie drei Stunden unser Leben verändert haben)

Es wäre wohl zu schön gewesen.

Auf meine Periode war doch immer schon Verlass. Sie kam, sah und stürzte mich in das tiefste Loch der Welt. Eigentlich hätte ich es mir ja denken können. Freu dich nicht zu früh du dumme Pute. Mittlerweile müsstest du es ja wirklich schon besser wissen. Keinen Funken Freude aufkommen lassen. Denn jeder kleine Funke wird von der Dampfwalze unseres beschissenen Schicksals niedergewalzt. Platt gemacht. Dem Erdboden gleich. Und wo diese Dampfwalze mal war, dort keimt nie wieder etwas wie Freude auf. Sie erledigt ihren Job sehr gewissenhaft und genau. So auch dieses Mal.

Es traf mich härter als erwartet.

In meinem Kopf hatte ich diese Variante natürlich auch schon durchgespielt, aber dass es mich so schlimm erwischen würde, mit dem habe ich nicht gerechnet. Ich kam gerade nichtsahnend vom Einkaufen zurück und dann das.

Was war denn los mit mir? Warum ist es für uns unmöglich ein Baby zu bekommen? Warum wollte sich bei mir nichts einnisten? War es denn so ungemütlich bei mir? Ich tat alles um es diesem kleinen Zwerg gemütlich bei mir zu machen. Ich hatte aufgehört zu rauchen, ich trank keinen Schluck Alkohol, nahm regelmäßig meine Hormonregulierungstabletten und meine (nicht angenehmen) Zäpfchen seit dem Transfer, trug keine schweren Dinge herum, ging jeden Tag spazieren an der frischen Luft, ernährte mich gesund, trank ausreichend viel usw. Ich könnte das noch bis ins Unendliche weiterführen.

Und trotzdem war es uns offenbar nicht vergönnt. Wieder kein Baby für uns. Hasi tat zwar sein Bestes mich zu trösten, aber erstens brachte es nichts und zweitens war er selbst so tief traurig, dass wir uns eher gegenseitig runterzogen als uns halfen.

Es sollte wohl einfach nicht sein. Aber warum? War es so unvorstellbar, dass wir beide gute Eltern wären? Mr. M hatte uns zwar schonend darauf vorbereitet, dass Versuch Nummer 1 sehr oft negativ ausging (wird oft als Probeversuch zwecks Hormonvarianten angesehen), aber wir hofften ja doch, dass wir eine Ausnahme wären. Immerhin versuchten wir es doch bereits seit über drei Jahren. Wir hätten es wirklich verdient. Wir haben doch schon so viel Kraft, Energie und Hoffnung investiert. Dieses so sehr von uns gewollte Kind hätte es so schön bei uns. Wir würden alles für dieses Wunschkind tun. Alles.

Warum wollte es sich nicht einnisten? Warum hat es sich nicht wohl gefühlt bei mir? Was soll ich anders machen? Kann ich etwas anders machen? Werden wir für immer kinderlos bleiben? Sieht unsere Zukunft für uns keine Kinder vor? Hält unsere Beziehung das auf Dauer aus? Gehen wir an diesem schweren Los zu Grunde? Wie lange halten wir beide das noch aus? Wo nehme ich die Kraft für die kommenden Tage her? Wo nehme ich die Kraft für einen nächsten Versuch her?

Fragen über Fragen. Und keine Antworten. Aber wer braucht schon Antworten. Antworten würden diesen Tag auch nicht besser machen. Kein bisschen.

Stimmung: es tut so weh; ich kann nicht mehr

Weniger ist mehr

Heute habe ich nur ein Wenig geweint. Nur 3 – 4 Tränen. Oder waren es doch 5 – 6? Keine Ahnung. Aber wenig auf alle Fälle.

The show must go on

Ja das war er nun. Unser hoffnungsgetränkter Versuch Nummer 1. Vorbei. Uns wurde auf sehr schmerzhafte Weise klargemacht, dass das Leben wirklich kein Ponyhof ist. Jetzt sitze ich hier in unserem Wintergarten und schreibe. Ich stelle mir zum wiederholten Mal dieselbe Frage. Wie geht es jetzt weiter? Für diese Frage habe ich mir auch schon eine Antwort überlegt. Es muss weiter gehen. Wir werden uns wieder vermehrt auf unserer Baustelle (nicht meine Körperliche sondern die am Haus) ablenken und versuchen mal ein wenig Abstand von diesem Thema zu bekommen. Klingt zwar einfach und logisch, aber wie die Umsetzung zu bewältigen ist, das weiß ich noch nicht so genau. Ich möchte die nächsten paar Wochen mal wieder für mich leben. Für meine Partnerschaft, für meine Freunde und für meine Familie. Ich will Sex haben weil es Spaß macht und weil wir uns lieben, und nicht weil wir uns fortpflanzen wollen. Möchte nicht für meine Gebärmutter, meine Wunschvorstellungen und meine ausgereizte Schmerzgrenze leben. Ich möchte mal wieder ganz Beatrix sein. Beatrix pur. Das tun was mir Spaß macht.

Was aber, wenn ich erst wieder austesten muss, was mir Spaß machen könnte. Denn Spaß stand in den letzten paar Wochen nicht unbedingt an der Tagesordnung. Wohl ein Scherzchen da und dort. Aber die lebenslustige

Ulknudel die ich vorher war, die gibt es zur Zeit nicht. Aber die hole ich jetzt wieder hervor. Sie befand sich jetzt lange genug am Abstellgleis. Ich hatte mein Leben völlig umgekrempelt und auf eine etwaige Schwangerschaft ausgerichtet. Habe Vorhaben verschoben oder gar abgesagt. Man beeinflusst sein ganzes Leben, weil man ja demnächst schwanger sein könnte. Ich habe zum Beispiel Konzertkarten für kurz nach dem Transfer verschenkt, um ja nichts zu riskieren (ein Rock Konzert wohl gemerkt). Hätte mich da auch nur jemand angerempelt, den hätte ich in der Luft zerrissen. Ich plante generell nicht mehr weiter vor als zwei Wochen. Wie gestört ist denn das bitte?

Mein Leben wird bestimmt durch den Wunsch schwanger zu sein. Ich versklave mich selbst. Das muss sich ändern. Aber wie?

„Denk einfach nicht mehr daran. Man hört so oft, dass Menschen so lange versucht haben schwanger zu werden. Und als sie damit abgeschlossen hatten, wurden sie auf einmal schwanger."

Kennt ihr diese *weisen* Worte von Menschen, die selber selbstverständlich schon Kinder haben? Menschen, die gerade mal den Entschluss gefasst haben mit der Verhütung aufzuhören und im nächsten Zyklus schwanger waren. Menschen, die keinen Dunst haben von den Schmerzen, Ängsten und Problemen die man tagtäglich zu bewältigen und verarbeiten hat. Sie meinen es sicherlich nicht böse, aber hören sie sich selber eigentlich zu? Wissen sie welchen Müll sie von sich geben? Wie soll man es denn um alles in der Welt schaffen, mit diesem Thema abzuschließen? Wie viele gescheiterte Versuche muss man hinter sich gebracht haben um damit abzuschließen und zu sagen „ok, dann kauf ich mir eben einen Hund"? Noch so ein Spruch bei dem es mir die Zehennägel aufrollt ist „du darfst dich nicht so rein steigern".

Hallo? Geht´s noch? Seit ihr denn völlig bekloppt? In solchen Momenten muss ich immer durchatmen und im Stillen zu mir selber sagen „sie wissen es nicht besser, sie meinen es ja nur gut".

Nach jedem negativen Befund, jeder negativen Information, war ich am Boden, rappelte mich zielstrebig wieder auf und KAWUMM. Schon wieder war ich ganz unten. Meine Stimmung bewegte sich zeitweise im Minusbereich. Mentale Fragilität ist an der Tagesordnung. Tränen kommen aus dem Nichts, Kleinigkeiten erschüttern mich. Irgendwann ist auch mein schier unendlich scheinendes „gute-Laune-Reservoir" aufgebraucht. Mein Krafttank hat sich geleert. Ich fahre bereits auf Reserve, im roten Bereich, wenn man so will.

Und jetzt bin ich auf der Suche nach meiner persönlichen Tankstelle. Gott sei Dank weiß ich aber, dass ich in diesen Momenten auf Hasi, meine Familie und meine Freunde zählen kann. Sie alle sind für mich da. Das weiß ich auch sehr zu schätzen.

Ich stelle mir ganz einfach vor: einmal voll machen bitte, aber dalli dalli.

Und wenn du denkst: was soll jetzt noch passieren…

...kotzt dir das Leben noch einmal so richtig schön vor die Füße.

Ich bin wieder zu Hause. Endlich. Von wo zu Hause werdet ihr euch fragen. Tja. Lustige Geschichte. Hört sie euch an. Aber vorweg möchte ich eines erwähnen: alle, die nicht auf unglaubwürdige Geschichten und Märchen stehen, sollten dieses Buch jetzt besser einfach weglegen und aufhören zu lesen. Das glaubt ihr mir nie.

Es war am Dienstag. Schon den ganzen Vormittag über hatte ich ein komisches Gefühl. Ich saß mit ziemlichen Unterleibsschmerzen in der Arbeit und konnte mich zeitweise gar nicht bewegen. Als nach dem Mittagessen auch noch mein Kreislauf verrücktspielte, entschied ich mich nach Hause zu fahren. Und fragt mich nicht wieso, aber ich hatte das Gefühl in mir, dass ich mir einen Schwangerschaftstest besorgen sollte. Keine Ahnung wieso. Ich hatte mittlerweile die Feinfühligkeit eines Seismographen für die Dramen in meinem Leben entwickelt. Ein spezielles Dramennäschen. Intuition nehme ich mal an. Gesagt getan. Sofort als ich zu Hause war, las ich (auch rein intuitiv) im Internet über Mutterbänder und Eileiterschwangerschaften nach. Dann machte ich den ersten Test. Positiv. Dann machte ich den zweiten Test. Positiv. Ich war eigentlich nicht mal überrascht und freute mich auch nicht darüber. Ich wusste sofort, dass irgendetwas nicht in Ordnung war. Ich informierte umgehend Ela, dann rief ich sofort in der Kinderwunschklinik an und machte mir für den darauffolgenden Tag einen Termin aus.

Ich war trotzdem ziemlich verwirrt. Gedanklich befand ich mich irgendwo zwischen Eileiterschwangerschaft, einem Wunder und der Frage, wie viel Pech man in einem Jahr wohl haben könnte. Hasi wollte ich mit diesen Dingen noch gar nicht belasten und erzählte ihm erst mal nichts davon. Ich versuchte einfach schnell zu schlafen und mich nicht verrückt zu machen.

Am nächsten Morgen fuhr ich also mit zwei positiven Schwangerschaftstests in die Klinik. Eine der Schwestern schickte mich auch gleich um eine Urinprobe und wir machten zusammen auch noch einmal einen Pinkeltest. Oh welch Wunder – auch der war positiv. Sie nickte mir nach dreiminütiger Wartezeit freudig zu und holte mich zu ihr.

„Gratuliere, sie sind wirklich schwanger."
„Ich weiß."
„Wir machen jetzt noch einen Bluttest und dann kommen sie noch zur Untersuchung."
„Was passiert bei einer Eileiterschwangerschaft?"
„Ach, wir wollen doch nicht vom Schlimmsten ausgehen, oder?"

Etwa eine halbe Stunde später meinte sie mit gesenktem Haupt: „Als ob sie es gewusst hätten."

Aber weiter im Programm.

Eine Ärztin holte mich dann zum Ultraschall und bestätigte mir das ohnehin bereits Geahnte. Nicht nur, dass man absolut nichts in der Gebärmutter sehen konnte, sie (die Gebärmutter) war auch nicht auf eine Schwangerschaft vorbereitet (das sah man an den Schichten). Die Ärztin drückte mir dann noch mächtig in meinen Bauch, während sie mir das Ultraschallgerät auf Biegen und Brechen in meinen Unterleib rammte. Irgendwann fragte sie mich, ob ich dabei einen Schmerz empfinden würde. Ich erklärte ihr dann ganz freundlich, dass ich auch im gesunden Zustand bei dieser Art der Untersuchung Schmerz empfinden würde. Lange Rede kurzer Sinn. Sie entdeckte eine Flüssigkeitsansammlung im Bauchraum, eine Zyste in der Gebärmutter und definitiv keine gesunde Schwangerschaft. Eine Eileiterschwangerschaft im linken Eileiter war sehr wahrscheinlich.

Dann ging alles sehr schnell. Ich durfte nicht einmal mehr nach Hause fahren um mir ein paar Dinge zu holen. Vorsorglich (auch intuitiv) hatte ich bereits meine Zahnbürste und mein Handyladegerät eingepackt und meinem Hasen Bernhard eine mehrtägige Futterration in seinem Käfig hinterlassen. Ein paar

Informationsanrufe (Hasi, Mum, Arbeitskollegin, Ela) später befand ich mich bereits in der Aufnahme und wurde auf die Pränatalstation gebracht.

Kurze Zeit später war auch schon meine Mum da und wir heulten eine Runde um die Wette. Wir konnten es beide kaum glauben. Die Situation war aber auch wirklich dementsprechend unglaubwürdig. Nicht nur, dass unser erster Versuch einfach nicht geklappt hatte. Nein. Wir bekamen wieder einmal einen extra Minuspunkt und schafften mit meinen unbrauchbaren Eileitern doch noch eine Eileiterschwangerschaft. Für das waren meine nutzlosen Schnüre nicht nutzlos genug. Jedes blinde Huhn findet mal ein Korn – oder so.

War es schon zu spät einfach nach Hause zu gehen, mich in mein Bett zu kuscheln und mich mit der Frage zu beschäftigen, wie ich jemals wieder glücklich würde leben können, ohne mich mit Psychopharmaka vollzupumpen?

Ich sollte zwei Tage zur Kontrolle in der Klinik bleiben bis man am Freitag anhand der neuen Blutwerte mehr sagen konnte. Die Ärzte waren sich (im Gegensatz zu mir) nämlich noch nicht sicher, ob es nicht doch eine gesunde Schwangerschaft sein könnte.

Die nächsten zwei Tage verbrachte ich damit, dass ich mir aus einer Mischung aus mir völlig unbekannten Ärzten und Hebammen sagen ließ, dass man noch nichts Genaues sagen konnte. Jedes Mal, wenn einer dieser gnadenlosen Optimisten (von mir auch Dummschnösel genannt) auch nur annähernd versuchte mir Hoffnung zu machen, bekam ich Aggressionen. Mal hielt man das Schwangerschaftshormon für „im Normalbereich“, mal war es absolut normal, dass man zu diesem Zeitpunkt der Schwangerschaft noch nichts in der Gebärmutter erkennen konnte. Ein anderes Mal wies die Flüssigkeitsansammlung in meinem Bauch auf eine eventuelle

Schwangerschaft hin. Der Spruch „ist das ihre erste Schwangerschaft“ wurde von mir nur mehr mit den Worten „wenn sie es als Schwangerschaft bezeichnen, ja dann ist es meine Erste“ erwidert. Leute. Echt. Tut mir den Gefallen und seit realistisch. Zieht einen Schlussstrich. Genau wie ich.

Nach zwei endlos erscheinend langen Wartetagen war es endlich soweit. Am Morgen wurde mir wieder Blut abgenommen um das Schwangerschaftshormon zu beobachten. Nur ein rapider Anstieg würde auf eine gesunde Schwangerschaft hinweisen. Gegen Mittag kam er dann. Mein Held. Mr. T. Er war der Einzige, der den Arsch in der Hose hatte mir zu sagen, dass ich von einer gesunden Schwangerschaft weit entfernt war.

„Ihre Werte sind katastrophal. Wir werden heute noch operieren.“
„Danke, das wollte ich hören.“
„Das wollten sie hören?“
„Ja, endlich kann ich gedanklich damit abschließen. Machen sie es bitte weg. So schnell wie möglich.“

Und so kam es dann auch.

Als die Entscheidung fiel mich zu operieren, hatte ich natürlich bereits gefrühstückt, und so kam eine Schwester in mein Zimmer um mir einen Einlauf zu verpassen. Wenn ich anmerken darf: nicht lustig. Und wenn ich noch etwas anmerken darf: traut niemandem. Die Einlaufschwester war sich ihrer Sache eindeutig sicher. Die ganze Aktion dauerte nicht länger als eine Minute. So erschien es mir zumindest.

„Ich komme in zwanzig Minuten wieder vorbei“, sprach sie und ließ mich in meiner Panik zurück. Ich lag da also. Unwissend. Mit meinem allersten Einlauf in meinem ganzen Leben. Die ersten zehn Minuten waren ja noch halbwegs erträglich. Jede weitere Minute die verging, brachte mich zu der Annahme, dass mir der Hintern beim nächsten Atemzug explodieren würde. Wie sollte ich das bloß noch weitere zehn Minuten aushalten?

Als nach insgesamt fünfzehn Minuten eine andere Schwester mein Zimmer betrat, fragte ich mit gequälter Stimme, ob ich nicht doch schön langsam aber sicher mal auf die Toilette gehen dürfte.

„Wie lange warten sie denn bereits?"

„Ich würde sagen fünfzehn Minuten (eigentlich brauchte ich nicht zu schätzen, ich wusste haargenau wie lange ich und mein Schließmuskel diesen intensiven Gedankenaustausch hatten)."

„Fünfzehn Minuten? Bitte gehen sie", schrie sie mich regelrecht an.

Ich hatte eine Mission. Du schaffst das Beatrix. Du schaffst es noch bis zur Toilette. Bemühe dich. Doch es war eher Mission Impossible. Ein Schritt mehr hätte fatal geendet.

Die Erlösung folgte binnen einer Nanosekunde. Ohne Scheiß (wie treffend), ich war vor lauter Wohlgefühl kurz davor in ein Spontankoma zu fallen. Als ich (verstört aber sichtlich erleichtert) aus der Toilette kam, fragte mich die nette Dame, warum ich denn so lange gewartet hätte.

„Ihre Kollegin meinte, sie käme in zwanzig Minuten wieder. Ich bin davon ausgegangen, dass ich dieses Teufelszeug auch so lange in mir behalten sollte. Ich konnte ja nicht wissen…also…war ja mein Erster…ich hatte ja noch nie die Ehre. Und sie können mir glauben: das war keine leichte Aufgabe."

„Aha“, sagte sie und man sah ihr an, dass sie ganz offensichtlich versuchte, nicht an lockere Schrauben zu denken.

Nach meiner Bekanntschaft mit Dr. Po-Explosion wurde ich nach unten gebracht und eine halbe Stunde später war ich bereits auf dem Operationstisch. Vielleicht versteht ihr mein Verhalten nicht. Aber es ging mir gut. Ich konnte abschließen. Mich frei machen. Vor allem hatte ich auch bereits die ersten Schwangerschaftsanzeichen. Spannungsgefühl in den Brüsten, sensible schmerzende Brustwarzen, ja ich war eben schwanger. Mein Körper hatte nur nicht geschnallt, dass ich an der falschen Stelle schwanger war. Er verhielt sich einfach so, wie es ihm wahrscheinlich beigebracht worden war.

Schwangerschaftsmodus ein - volle Kraft voraus.
Und nur diese OP konnte ihn bremsen.

Freundin 3 + 4 schwanger!

2010 – ich scheiß auf dich

Ich werde beginnen Lotto zu spielen. Denn wenn es darum geht geringst mögliche Chancen auszunutzen, bin ich wohl ein echter Gewinnertyp.

Meine Operation verlief gut. Wenn man von gut sprechen kann. Mr. T kam zur Visite am Samstag extra in die Klinik und erklärte mir, was bei mir gemacht worden war. Ich wusste bereits vorher, dass auch eine Curettage

(Gebärmutterausschabung) bei mir gemacht werden musste, also überraschte mich diese Information nicht mehr.

„Die OP verlief gut. Aber es war doch anders als erwartet. Der Embryo hat sich bei ihnen im Bauchraum eingenistet. Vom Eileiter in den Bauchraum, denn im Eileiter war ein kleiner Riss. Sie hatten eine Bauchhöhlenschwangerschaft. Die Chance darauf beträgt gerade mal zwei Prozent (wenn überhaupt). Es tut mir leid. Sie wollen das vielleicht jetzt nicht hören, aber man muss die Situation trotzdem als positiven Schwangerschaftsverlauf betrachten. Wir wissen jetzt, dass sich bei ihnen etwas einnisten kann und auch etwas wachsen kann. Also müssen wir es als positiv ansehen. Auch den Fond betreffend wird es als positiv gewertet und somit beginnen sie wieder bei Null."

Was sollte ich darauf wohl sagen? Ich nickte nur ungläubig.

„Kommen sie bitte Dienstag und Freitag noch einmal zum Blutabnehmen. Wir müssen das Schwangerschaftshormon noch im Auge behalten. Es könnte nämlich sein, dass sich noch irgendwo kleinste Gewebeteile befinden, die noch weiterwachsen könnten. Aber prozentuell ist diese Möglichkeit sehr sehr gering."

„Lassen wir das bitte mit den Prozenten bei mir. Mein Körper schafft offenbar alles."

Da musste sogar Mr. T lachen. Hätte ich nicht solche Schmerzen gehabt, ich hätte mich angesichts der Situation echt weggeschossen. Mein Galgenhumor. Der verlässt mich Gott sei Dank nie. Hasi und ich beschlossen dann, dass dieses Kind (wenn es sich entwickelt hätte) wohl alleine für den Schulweg schon ein Navigationsgerät gebraucht hätte. Es hätte höchstwahrscheinlich nie nach Hause gefunden. Immerhin hat es sich auch in mir verlaufen. Und da hätten wir ihm durch den Transfer in die Gebärmutter wirklich schon alles regelrecht vorgekaut. (diese Sichtweisen halfen uns über das Schlimmste hinweg)

Hasi machte sich eigentlich nur um mich Sorgen. Natürlich nahm ihn auch die Situation mit, aber im Großen und Ganzen war er einfach froh, dass ich gesund war.

Am nächsten Tag konnte ich bereits nach Hause gehen. Das war für mich das Wichtigste. Keinen Tag länger wollte ich hier dahinvegetieren. (Nichts gegen die Klinik. Alles war spitze. Die Schwestern an Freundlichkeit nicht zu überbieten, leckeres Essen und als Klassenpatientin ging es mir sowieso gut.)

Aber daheim ist eben daheim.

Mein Fazit:

Ich personifiziere das Jahr 2010. Ich mache es zu meinem persönlichen Feind. Denn nur so kann ich diesem Jahr Paroli bieten. Und das werde ich.

Die Tage im Krankenhaus haben mich in keinster Weise geschwächt. Nur das Warten auf die Operation hat an meinen Kraftreserven gezerrt. Ich wusste, es ist *etwas* in meinem Körper. Aber an der falschen Stelle. Ich wusste es lange bevor ich den medizinischen Beweis dazu hatte. Lange bevor die Ärzte sich sicher waren. Und ich wollte *es* weghaben. Raus aus meinem Körper. Es war ein Fremdkörper in mir. Jede Faser meines Körpers schrie „entfernt es". Ab dem Zeitpunkt der OP ging es mir wieder gut. Ich war erleichtert. Und jetzt bin ich stark. Ich habe Kraft gesammelt. Ich weiß nicht woher die Kraft kommt, aber ich habe sie dankbar entgegengenommen. Komme was wolle. Ich schaffe alles. Komm her 2010. Was hast du noch für mich in petto? Her damit. Du hast noch genau 1,5 Monate um mir noch etwas reinzuwürgen. Und es wird dir schwer fallen. Denn ich schließe ab. Es wird dieses Jahr keinen zweiten Versuch mehr geben. Ich gönne mir und meinem Körper eine Pause. Für heuer ist es genug. Genug an Vollnarkosen, Transferen, Punktionen und Hormonen. Genug an Wartezeiten und Tiefschlägen. Kein Krankenhaus wird mich das restliche Jahr mehr von innen sehen. Ich lasse das Jahr mit einem Wellnessurlaub, Weihnachtsmärkten und Spaß ausklingen. Schmerzen haben keinen Platz mehr. Also beeile dich. Denn zum Jahreswechsel wirst du ausgetauscht. Entsorgt. Vergessen. Ich werde mein Gehirn zum Jahreswechsel einfach neu aufsetzen. Und wenn es der Jahreswechsel nicht schafft, dann helfe ich mit Alkohol nach. Ich habe mir geschworen, dass ich dich abschließe. Nicht wie alle Anderen ein Jahr abschließen. Nicht nur eine neue Jahreszahl schreiben. Nein. Ich werde den Jahreswechsel heuer voller Zuversicht zelebrieren. Wir werden ihn zelebrieren. Denn Hasi und ich sind gewachsen und wir freuen uns auf das neue Jahr. Und wer weiß. Vielleicht machen wir den zweiten Versuch überhaupt erst später. Wir wissen es noch nicht. Wir brauchen Erholung und eine Pause. Und die gönnen wir uns jetzt.

Also hör mir jetzt genau zu 2010:

ICH SCHEISS AUF DICH!

Wieder einmal ist jemand schwanger. Dieses Mal jedoch keine Freundin (die werden auch schön langsam rar) sondern eine Nachbarin. Extra erwähnenswert deshalb, da ich sozusagen direkt bei der Zeugung dabei war, denn hierbei stieß die Gute in Frequenzbereiche vor, bei denen man den Verstand verlieren kann. Gratulation an dieser Stelle. Stellt euch ein freundliches Händeschütteln vor.

Das nenne ich mal Geschwindigkeit

Es wäre eigentlich an der Zeit, schreiend im Kreis zu laufen, oder sich aufgrund eines massiven Nervenzusammenbruchs a la Britney Spears den Kopf kahl zu rasieren.

Doch nichts passiert.

Ich nehme es auf meine Kappe. Gut es bleibt auch gar nichts anderes übrig. Ich habe es herausgefordert. Blättert ein wenig zurück. Dann wisst ihr von was ich spreche. Blättert zurück und lest noch mal die Stelle, an der ich Mr. T bitte, mir nicht mit prozentuellen Thesen zu kommen (die Geschichte mit den Gewebeteilchen). Zack die Bohne! Respekt 2010. Speedy Gonzales kann einpacken. Hut ab. Du bist schnell. Verdammt schnell. Aber ich habe dir ja gesagt, dass du nur mehr 1,5 Monate Zeit hast. Das hat dich offenbar inspiriert. Zwei Tage ist eine echt respektable Zeit.

Ich habe heute morgen betreffend meinen Blutwerten in der Klinik angerufen. Gestern war mein erster Bluttest nach der OP. Die Schwester meinte am Telefon, dass der Befund noch beim Arzt liegen würde und ich zu Mittag noch einmal anrufen sollte. Das kam mir bereits spanisch vor und ich teilte meine Skepsis auch umgehend Hasi mit.

Um kurz nach 11 Uhr teilte mir dann der Oberarzt am Telefon mit, dass mein HCG-Wert wieder gestiegen sei. Ich solle morgen früh nüchtern erscheinen. Wenn bei der erneuten Blutabnahme wieder keine HCG-Senkung zu vermerken ist, dann wären wohl tatsächlich noch Gewebeteile im Eileiter und ich müsste erneut operiert werden.

Unser Houdini hatte es also nicht nur geschafft, sich in einen unbrauchbaren Eileiter einzunisten und sich von dort in meinen Bauchraum heraus zu manövrieren, er hinterließ auch noch (für meinen Geschmack ziemlich unangebrachte) Andenken an sich selbst.

Und dennoch. Ich ruhe in mir. Kein Nervenzusammenbruch in Sicht. Kein Zweimillimeteraufsatz in greifbarer Nähe. Ich bin die Ruhe in Person. Ich nehme es einfach an. Ich kann nur erahnen was ich aus diesem Tief, aus dieser trostlosen schweren Zeit für mich mitnehmen und lernen soll. Die Schlinge muss sich anscheinend richtig fest zuziehen, bevor wieder bessere Zeiten kommen. Man muss bis zum Hals in der Scheiße stecken, um im letzten Moment Auftrieb zu bekommen. Wir arbeiten scheinbar eine ziemlich große Prüfung ab. (Ich warte auf den Auftrieb! Hallo? Hört mich jemand? Auftriiiiieb!!!)

Ich packe sicherheitshalber alles zusammen, denn seien wir uns ehrlich:
Die Chance morgen *nicht* operiert zu werden geht gleich Null. Ich bereite mich darauf vor. Aber es ist nicht schlimm. Keineswegs.

Und außerdem: wenn wir jetzt resignieren, kommen wir unserem Wunschkind auch nicht näher.
Packen wir es an! Ich bin bereit. Ich nehme es an!

Stimmung: (erstaunlicherweise) Optimistisch und ich denke, dass ich Mr. T morgen mitteilen werde, dass ich froh wäre ihn heuer nicht mehr zu sehen. Das kann er ruhig wissen.

Feindbild Unterleib

Es reicht! Ich habe die Schnauze gestrichen voll! Es ist jetzt wirklich genug!

Ich habe endgültig eingesehen, dass ich das Armdrücken gegen meinen Unterleib verloren habe. Er (mein Unterleib) hat sich in den vergangenen Jahren zu meinem persönlichen Feindbild entwickelt. Ich laufe von Pontius zu Pilatus um es ihm recht zu machen. Von meiner Energetikerin zur Cranio Sacral Therapeutin. Von Visualisieren des Babys über "mit dem Unterleib in Dialog gehen" habe ich echt alles durch. Doch nichts bringt mich bisher ans Ziel. Ich tue wirklich alles was in meiner Macht steht. Gebe Unmengen von Geld für alternative Heilmethoden aus, entspanne mich, nehme alles nicht mehr so ernst. Und dennoch: er wehrt sich gegen eine Schwangerschaft.

Was soll ich denn noch alles machen? Gibt es auf diesem dämlichen Planeten denn irgendetwas, das ich noch nicht versucht habe?

Ich dachte mir, ich beginne mit diesen Methoden um es ihm etwas leichter zu machen, aber es scheint ihn einfach nicht zu interessieren, dass ich mir für ihn den Arsch aufreiße. Er ignoriert meine Bemühungen einfach. Ich habe es satt!

Ja sicher. Früher war das nicht so. Früher habe ich mich gar nicht um ihn gekümmert. Irgendwie bewahrheitet sich ja doch alles, was man in seiner Kindheit und Jugend eingetrichtert bekommen hat. Ich erinne mich nur zu gut an die Ratschläge meiner Mutter:

- zieh dir ein längeres T-Shirt an damit es dir nicht auf Bauch und Rücken zieht
- wechsle nach dem Baden deinen Bikini damit du etwas trockenes anhast
- setze dich nicht auf den kalten Boden
- nimm nicht zu lange die "Hormonbombe" Pille

Um nur einige zu nennen. Meine Antwort auf diese sicherlich gut gemeinten Tipps war eigentlich immer ein ziemlich genervtes und absolut nichts ernst nehmendes "Jaaa, Mama". Befolgt habe ich es nie.

"Irgendwann wirst du dir wünschen, du hättest auf mich gehört", waren ihre abschließenden, resignierenden Worte.

Hm. Ich schätze *irgendwann* tritt genau jetzt ein. Mein Unterleib und ich waren ja noch nie die besten Freunde. Das fing bereits sehr früh an, als ich als Kind beim Balancieren über einen Zaun das Gleichgewicht verlor und breitbeinig auf dem Selbigen aufschlug. Und im Laufe der Zeit ging es von meiner Seite her genau so weiter. Unter anderem mit dem Nichtbefolgen von Mum´s Ratschlägen. Ich habe mich, wenn man so sagen will, um die Aufrechterhaltung unserer Freundschaft nie wirklich gekümmert. Aber wer denkt denn mit dreizehn daran, dass man für diese Vernachlässigung irgendwann mal eine derartige Retourkutsche bekommen könnte? Um es auf den Punkt zu bringen:

Mein Unterleib und ich haben uns in den vergangenen Jahren nichts geschenkt. Heimgezahlt hat er es mir ziemlich früh mit extrem schmerzhaften Regelbeschwerden und immer wieder kehrenden Zysten. Durch meinen Kinderwunsch habe ich dann erst gemerkt, welche Hinterlistigkeiten er noch für mich in petto hatte. Verstopfte Eileiter, einen zu engen Gebärmuttereingang, eine S-Kurve und (ganz speziell) eine Bauchhöhlenschwangerschaft. Irgendwie muss es da ja mal einen "Stopp-Schalter" geben?

Vielleicht habe ich das Alles ja ein wenig verdient. Nach dem Motto "Auge um Auge – Zahn um Zahn" haben wir ständig unsere Machtkämpfe ausgetragen und ich wurde ins Kinderlosenland verbannt. Sicher. Ich kann jetzt nicht mit Gewissheit sagen, ob meine (nennen wir sie) Defizite von meinem achtlosen Umgang in früheren Jahren kommen. Aber ausschließen kann ich es genau so wenig. Und genau deswegen muss ich jetzt in die Offensive gehen.

Lieber Unterleib!

Ich wende mich jetzt erstmalig direkt an dich. Wir müssen reden. Das muss aufhören. Schön langsam könntest du wirklich mal ein Auge zudrücken und eine Schwangerschaft zulassen. Ich tue ja wirklich schon alles dafür, dass du dich bei mir wohlfühlen kannst. Ich möchte keine Feindschaft mehr mit dir haben. Wir sollten es doch irgendwie schaffen in Einklang miteinander zu leben. Ich entschuldige mich für mein schroffes Verhalten in den letzten Jahren. Wenn ich dich irgendwie beleidigt habe, tut mir das ehrlich leid. Vielleicht kannst du mir ja verzeihen. Du siehst ja, dass ich mich ernsthaft bemühe das Alles wieder gut zu machen.

Schon Mahatma Gandhi sagte: "Der Schwache kann nicht verzeihen. Verzeihen ist eine Eigenschaft des Starken."
Wir müssen ja keine Busenfreunde werden, aber vielleicht schaffen wie es ja, uns zumindest fair zu behandeln. Lass uns doch gemeinsam an dem Baby-Strang ziehen. Du möchtest doch bestimmt auch deiner vorgesehenen Aufgabe nachkommen. Lass uns ab jetzt zusammenarbeiten. Lass uns wie Batman und Robin gegen die Kinderlosigkeit ankämpfen! Lass uns wie Pinky und Brain die Herrschaft über das Kinderlosenland an uns reißen!
Auf eine gute freundschaftliche Basis!

Deine Beatrix

Hm. Wo habe ich bloß meine Selbstachtung liegengelassen?

Vom "Glück" schier erschlagen

Mann, bin ich froh, dass ich mir einen dicken Schmöker zum Lesen mitgenommen habe. Den Umständen entsprechend habe ich mich für "Nicht mein Tag" entschieden. Aber dass ich damit den Nagel so dermaßen auf den Kopf treffen würde, damit hatte ich bei meiner Buchwahl am Morgen noch nicht gerechnet. Außerdem schleppte ich bereits eine Reisetasche mit mir rum. Von A wie Augencreme bis Z wie Zahnbürste alles inklusive. Es mag vielleicht für die Ambulanzschwestern ein etwas verqueres Bild abgegeben haben, dass ich zur Blutabnahme mit meiner Reisetasche erschien, aber das war mir zu diesem Zeitpunkt egal.

Ich war so ziemlich die Erste, als ich mich zum Anmeldeschalter begab. Nicht nur, dass ich für die Schwestern keine Fremde mehr war, nein, sie kannten mich sogar schon beim Namen.

Merke: wenn dich die Schwestern in einer Krankenhausambulanz bereits beim Namen nennen können und dein Akt griffbereit ist, dann ist das kein gutes Zeichen.

Kurz nach meiner Anmeldung wurde ich bereits aufgerufen und zur Blutabnahme geholt. Offenbar wollten sie den am Vortag festgestellten Werteanstieg des HCG mit einer weiteren Probe untermauern. Mein Blutröhrchen kam in eine Transportbox und wurde mit dem Vermerk "EILT" Richtung hausinternem Labor verschickt. Ich fragte noch, wie lange es wohl dauern würde und setzte mich wieder in den Warteraum, um in meinem Buch zu Lesen. Vielleicht sollte ich auch erwähnen, dass ich nüchtern war und nichts lieber getan hätte, als mir einen leckeren Cappuccino zu gönnen. Da es aber sein konnte, dass ich schon in einer guten Stunde wieder am Operationstisch liegen würde, sollte ich diesbezüglich aber keinen trinken. Also machte ich es mir im Warteraum gemütlich und las. Und las. Und las. Ich bin generell ein nicht sehr geduldiger Mensch, aber als ich nach einer Stunde mal vorsichtig nach meinen Ergebnissen fragte und eine negative Antwort diesbezüglich bekam, wurde ich schon ein wenig hibbelig. Immerhin ging es ja nicht nur um meine Ergebnisse. Der komplett weitere Verlauf dieses Tages hing von diesen Werten ab. Musste ich operiert werden? Und wenn ja, wann? (Und vor allem nicht zu unterschätzen waren mein mittlerweile nicht mehr auszuhaltender Hunger und vor allem Durst.) Ich setzte mich also (bereits leicht genervt) auf meinen Platz und wartete weiter. Patienten kamen und gingen. Ich wartete immer noch. Nach 1,5 Stunden holte mich die Schwester zu sich. "Endlich", dachte ich und freute mich über die überstandene Wartezeit. Aber was jetzt kam, dass war zu viel für mich.

Ich nahm mein doofes Schicksal ruhig und gelassen hin. Operation über Operation, Hiobsbotschaft über Hiobsbotschaft. Aber jetzt war ein Punkt erreicht, an dem ich feststellen musste, dass meine Nerven nicht aus Stahl waren. Nein, irgendwann war Schluss mit lustig.

Auf der nach oben offenen "wie absurd kann mein Leben noch werden" – Skala erreichte DAS einen neuen Topwert.

DIE HATTEN TATSÄCHLICH MEIN BLUT VERLOREN!

Die Schwester entschuldigte sich gefühlte zwei Millionen Mal. Und dennoch: ich war kurz vorm Explodieren. Wie schwer kann es bitte sein, einen thermoskannengroßen Gegenstand mit der Aufschrift "LABOR" und "EILT" eilig ins Labor zu befördern? Ach Mensch. Wie dumm kann man sein?

Ich weiß, ich weiß. Richtet nicht damit ihr nicht gerichtet werdet. Aber ich wollte richten, und zwar hin.

"Das ist wirklich peinlich, aber glauben sie mir: das passiert gerade Mal zwei Mal im Jahr", kommentierte die Schwester.
"Prozentuell gesehen wäre das wohl echt nicht viel", blökte ich zurück und blickte zynisch in Mr. T´s Augen, der mittlerweile diesem Schauspiel beiwohnte. Er kannte sich sofort aus, worauf ich anspielte und versuchte mich zu beruhigen.

"Was machen wir jetzt? Ich kann nicht von Ihnen verlangen, dass sie sich ein weiteres Mal stechen lassen."

"Ach bitte, auf einen Stich mehr oder weniger kommt es bei meinen Armen auch nicht mehr an. Vielleicht sollte ich jedoch die Probe persönlich ins Labor bringen." Ich hoffte, dass er den Zynismus bemerken würde.

"Na gut, dann schicke ich Ihnen dann noch mal die Schwester. Ich würde Ihnen übrigens gerne eine weitere Operation ersparen. Doch wir müssen handeln, denn ihre Werte sind wieder gestiegen und restliche Gewebeteile sind offenbar weitergewachsen. Das haben sie ja bereits am Telefon erfahren. Es gibt ein Medikament namens Methotrexat. Dieses Medikament verhindert die Produktion von neuen Zellen und stoppt das Wachstum. Die Verabreichung des Medikamentes erfolgt mittels einer intramuskulären Injektion. Die Eileiterschwangerschaft wächst auch häufig noch in der Größe. Dies ist wahrscheinlich das Resultat eines Blutergusses und weniger eines wirklichen Wachstums der Schwangerschaft. Wir müssen es bestellen. Wenn sie morgen noch einmal vorbeikommen könnten, dann spritzen wir es ihnen. Dann haben sie es überstanden."

"Das wäre schön."

"Gut, dann sehen wir uns morgen wieder."

Und so verließ ich nach eindeutig zu vielen Stunden die Klinik. Auf der einen Seite froh einer weiteren Operation entgangen zu sein, auf der anderen Seite erschüttert, was mir wieder alles passiert war. Die Neuigkeiten wurden prompt wieder unter die Massen (Hasi, Eltern, engste Freunde und Kollegen) gebracht. Manche (mich eingeschlossen) fanden es wirklich schon absurd was hier vorging. Meine Kollegin meinte sogar, sie traue sich schon gar nicht mehr beim Telefon abheben, denn ich hatte immer noch schlechtere und noch unglaubwürdigere Nachrichten. Ja, ich empfand es auch bereits so. Aber zu diesem Zeitpunkt ahnte ich noch nichts vom weiteren Verlauf. Alles

Bisherige war dagegen ein Kindergeburtstag (ein ziemlich wagemutiger Vergleich – ich weiß). Pipifax. Nicht der Rede wert. Ich hatte ja keinen blassen Schimmer, was die nächsten paar Tage noch für mich in petto hätten.

Snoopy und andere Peinlichkeiten

Es wurde echt langweilig. "Und täglich grüßt das Murmeltier" kam mir grob abwechslungsreich vor gegen meinen momentanen Tagesrhythmus. Wieder in die Klinik. Wieder zur Aufnahme. Wieder ein kleines Späßchen über mein fast schon tägliches Erscheinen. Wieder warten. Der einzige Unterschied war, dass die Schwestern offenbar bereits Mitleid mit mir hatten und sich die Wartezeit dadurch drastisch verkürzte. Mein persönlicher Mitleidsbonus, wenn man so will. Nein, einen Unterschied gab es noch: dieses Mal musste ich nichts abgeben, sondern bekam zur Abwechslung mal Etwas. Nämlich mein Methotrexat. Ich wurde also relativ schnell in einen der Behandlungsräume gerufen und stülpte mir augenblicklich meinen Pulloverärmel nach oben. Dieses Ritual kannte ich ja bereits. Und dann wurde es so richtig schön peinlich.

Ein Assistenzarzt der ganz feinen Sorte betrat das Behandlungszimmer. Oh mein Gott. Optisch ein klassischer Tagesverbesserer. Er für mich. Unter Garantie nicht ich für ihn, denn ich sah aus wie durchgekaut und ausgekotzt. Immer noch einen aufgeblähten Bauch vor mir her schleppend, eine Trainingshose mit ausgedehntem Gummizug, Pickel, Ringe unter den Augen etc. Ja was soll´s. Ich war eben nicht in Bestform. Egal. Der war sicherlich einiges gewohnt.

"Nein. Nicht in den Arm", murmelte der schokobraune Assistenzarzt beim Anblick meines freigemachten Unterarms.

"Hä?"

"Nicht in den Arm. Legen sie sich bitte hier auf den Bauch und machen sie ihren Po frei."

Ach du scheiße. Das fehlte jetzt noch. Ausgerechnet heute Morgen hatte ich mich todesmutig für einen jener Slips entschieden, der jede Dessousverkäuferin in den Freitod getrieben hätte. Snoopy blickte ziemlich ausgewaschen und gleichermaßen ausgeleiert von meinem viel zu großen (aber gemütlichen) Blähbauchslip. Ich grinste also ziemlich dumm, legte mich hin und ließ alles mit hochrotem Kopf über mich ergehen. Dann wollte er noch meine Narben begutachten (die auch keinen Schönheitswettbewerb gewinnen konnten) und Fäden entfernen. Irgendwann hatte ich meinen peinlichen Auftritt dann hinter mich gebracht und versuchte die Stimmung mit einem kleinen Scherzchen etwas angenehmer und nicht ganz so frustrierend zu gestalten.

"Ich hoffe, wir sehen uns heuer nicht mehr, also frohe Weihnachten und einen guten Rutsch", sagte ich Mitte November und ging automatisch davon aus, dass dieser hübsche junge Mann meinen Seitenhieb auf die ständigen und immer wiederkehrenden Krankenhausbesuche meinerseits verstanden hätte. Doch er starrte mich nur an.

Na gut. Dann eben nicht. Hauptsache raus hier. Den angeordneten Bluttest in einigen Tagen brauche ich wohl nicht extra erwähnen, der versteht sich von selbst. Ich hatte es überstanden. Mein Körper würde die überschüssigen

Zellen in meinem Eileiter dank dieses Medikamentes ausstoßen und ich konnte endlich an ein Ende dieses Martyriums denken.

Dachte ich. Denn....

...dann setzte ich noch gewaltig einen drauf

Am Sonntag, zwei Tage nach Verabreichung von Methotrexat, hatte ich bereits am Morgen leichte Unterleibsschmerzen. Deswegen machte ich mich wieder einmal im Internet über dieses Medikament schlau. Ziemlich schnell war meine Besorgnis über Bord geworfen, denn genau meine Empfindungen wurden als Nebenwirkungen beschrieben und waren für mich aufgrund der Erklärung auch plausibel. Immerhin wurden die restlichen Zellen sozusagen durch einen Bluterguss abgekapselt, bevor sie "abtransportiert" wurden. Für mich als Laie reichte das voll und ganz aus. Somit konnten wir (Hasi und meine Schwiegermutter) getrost zu Mittag in unsere Stammpizzeria fahren. Ich hatte immer noch leichte Schmerzen, aber die waren erträglich. Als ich meine Lieblingspizza vor mir auf dem Tisch stehen hatte, garnierte ich sie in gewohnter Manier mit Chili und Knoblauch in rauen Mengen und ließ sie mir schmecken. Den darauf folgenden Schweißausbruch schob ich noch auf meine doch etwas zu gut gemeinte Extrabeilage. Als die Schmerzen dann aber unerträglich wurden, das Atmen schwer fiel und ich Hasi gegenüber doppelt sah, war mir klar: das lag nicht an der Schärfe. Ich konnte kaum noch sitzen, mir war schwindelig, ich schwitzte. Kurz: es ging mir beschissen. Ich wollte nach Hause. So schnell wie irgend möglich wollte ich mir eine (oder fünf) Schmerztablette(n) einwerfen und mich hinlegen. Aufstehen war schier unmöglich und so trugen mich der Pizzeriabesitzer und Hasi direkt zum Auto und ich wurde trotz meiner Einwände nicht nach Hause, sondern in die Klinik gebracht. Schumi hätte angesichts Hasi´s Bleifuss einpacken können. Was mir nur recht war, denn zu diesem Zeitpunkt saß ich mit geschlossenen Augen im Auto und hatte kein Gefühl mehr in meinen Armen und Beinen. Das Einzige, das ich wahrnahm (und das versetzte mich in Panik), war das Pumpen von Blut in meinen Bauchraum. Was sich im Nachhinein als richtig erwies. Die geschlossenen Augen waren ein Selbstschutz, denn ich wollte gar nicht wissen, wo wir uns auf dem Weg in die Klinik erst befanden. Ehrlich gesagt glaubte ich nicht daran, rechtzeitig dort anzukommen. Meine Schmerzen waren bestialisch. Im Grunde wusste ich ganz genau, in welche besorgniserregende Lebensphase ich gerade hineinschlitterte.

Irgendwann kamen wir doch ans Ziel, wo zufällig zwei Rettungssanitäter vorm Eingang standen, die mich dann mit dem Rollstuhl hineinbrachten. Dann ging alles recht schnell. Kurze Untersuchung (ich brauche wohl nicht erwähnen wie schmerzhaft diese Ultraschalluntersuchung in meinem Zustand war) und fertig ausgezogen wurde ich erst im OP. Mein Gott: mein Leben ohne Tragik wäre wohl wie Ernie ohne Bert oder Thelma ohne Louise. Undenkbar!

"Glück gehabt", war mein erster Gedanke als ich aufwachte.

Was war passiert? Das Medikament hat die Überbleibsel derart vergrößert, dass mir fast der Eileiter geplatzt wäre und im Bauchraum war tatsächlich bereits Blut (ich hatte mich also nicht getäuscht). Ich hatte in meinem ganzen Leben noch nie derartige Schmerzen. Nein. Definitiv noch nie.

Es dauerte Tage, bis sich Hasi aus seinem Schockzustand erholt hatte. Stündliche Anrufe von ihm und meiner Mutter standen (verständlicherweise) an der Tagesordnung.
"Wie geht es dir?"

"Gut danke."

"Das hast du letztens auch gesagt!"

"Was möchtest du denn hören?"

"Dass es dir gut geht."

"Mir geht es gut."

Ich musste sogar telefonisch ankündigen wann ich duschen ging, denn wenn genau in dieser Zeit jemand angerufen hätte und ich nicht abgehoben hätte...Katastrophe! Aber ehrlich gesagt hatte ich selbst auch gelegentlich ein flaues Gefühl im Magen. Das band ich aber niemandem auf die Nase. Das war mein kleines Geheimnis. Die starke Beatrix hatte Schiss. Nein, das durfte niemand wissen.

Liebes 2010-Jahr.

Jetzt reicht es aber wirklich mal. Mein Ego ist ja bereits zerbröselt. Du musst nicht auch noch Feinstaub daraus machen.

Beste Grüße Beatrix

Ein neues Jahr – ein neues Glück?

Mein Jahresabschluss zu Silvester wurde genau so zelebriert, wie ich es mir vorgenommen hatte. Ich habe 2010 zwar nicht (wie geplant) aus meinem Gedächtnis gelöscht, sondern erstaunlicherweise sehr viel daraus mitgenommen (und ich spreche nicht nur von meinem vernarbten Bauch mit lauter kleinen Schnitten, auf dem ein jeder Malen-nach-Zahlen-Fanatiker seine liebe Freude gehabt hätte). Ich bin reifer geworden, habe viel über mich erfahren, festgestellt wie stark ich bin, meine Beziehung ist noch intensiver geworden und vor allem habe ich einiges über das Leben an sich gelernt. Ich zog die sprichwörtliche Moral aus dieser Geschichte. Und wenn es eine Moral gab, dann war es wohl die: nicht alles im Leben ist planbar.

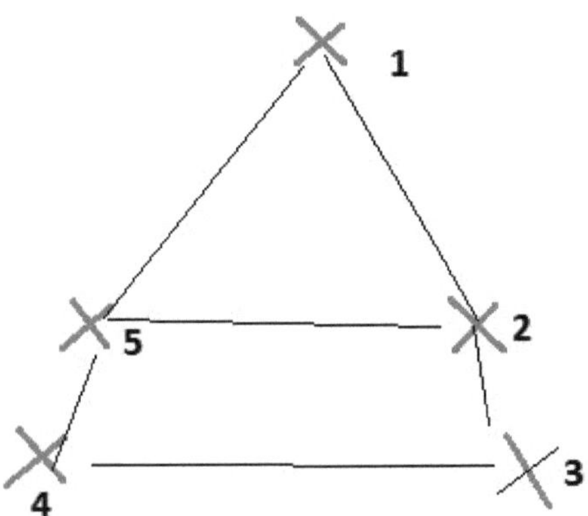

So absurd es klingen mag, doch all das Erlebte hatte etwas Gutes. Wir entkamen diesem Druck. Wir haben (auf schmerzliche Art und Weise) gelernt, die Kontrolle abzugeben. Die Kontrolle abgeben zu müssen. Auszubrechen aus diesem Rad, in das man sich selber presst, sich pressen lässt, ob man will oder nicht. Von Termin zu Termin zu hetzen, Wartezeiten zu überbrücken, zu hoffen und wieder enttäuscht zu werden. Rückblickend behaupte ich sogar, dass unser erster Versuch absolut keine richtigen Emotionen mehr zugelassen hat. Wir haben nur mehr funktioniert. Ich habe nur mehr funktioniert.

Vielleicht war einfach alles Zufall, vielleicht war es aber auch ein unbedingt notwendiger Schachzug des Schicksals. Je nach Interpretation.

Durch meine eigene gewonnene Kraft und Stärke, mutierte ich zur Ansprechperson vieler Kinderloser. Nicht dass ich diese Aufgabe nicht gern übernommen hätte. Mir war nur zu Beginn nicht bewusst, wie viele Schicksale und Geschichten sich in meinem persönlichen "Kinderlos-Universum" rings um mich abspielten. Meine Bekannten und Freunde schätzten meine offene, mit schwarzem Humor vollgepumpte Art mit diesem Thema umzugehen. So fiel es auch ihnen leichter mit mir umzugehen. Viele wussten anfänglich nicht, wie sie mit mir sprechen sollten. Sollten sie mich versuchen aufzubauen, sollten sie mich bemitleiden oder sollten sie sogar den Kontakt zu mir reduzieren? Manche konnten sich nach eigener Aussage nicht einmal zu einem Telefonat durchringen, aus Angst vor meinem seelischen Befinden. Und als sie dann merkten, dass ich nicht den Kopf in den Sand steckte und ganz locker mit diesem Thema umging, waren sie alle erleichtert. Und mit der Erleichterung kam eben bei Einigen unwiderruflich der Drang sich zu offenbaren. Sich mir zu offenbaren.

"Woher nimmst du die Kraft?"
"Wie geht es dir in dieser Situation?"
"Wie verarbeitest du das?"
"Was würdest du tun?"

Solche Fragen kamen des Öfteren. Aber vor allem wollten sie darüber sprechen. Es war weniger das "wissen wollen" sondern mehr das "endlich einmal mit einer Gleichgesinnten sprechen". Mir ging es ja nicht anders. Für mich war meine Offenheit diesem Thema gegenüber - sei es das Schreiben an diesem Buch oder das offen Aussprechen - meine Therapie. Und ich verstand diejenigen, die mir jetzt ihr Herz ausschütteten. Ich verstand sie nur zu gut. Es interessierte ja auch mich, wie es Anderen ging. Ganz unterschiedliche Menschen, ganz unterschiedliche "Krankheitsbilder", ganz unterschiedliche Familienverhältnisse, ganz unterschiedliche partnerschaftliche Unterstützung oder auch ganz unterschiedliche Meinungen über künstliche Befruchtung im Allgemeinen. Nicht alle kinderlosen Paare in meiner Umgebung waren auch gewillt eine künstliche Befruchtung in Betracht zu ziehen. Manche waren absolut gegen diese Möglichkeit, trotz riesigem Kinderwunsch. Ich respektierte alle Meinungen, aber verstanden habe ich nicht alle. Ich wollte auch keinen bekehren. Immerhin hatte ich mit meinen bisherigen Erfahrungen jetzt nicht unbedingt starke, aussagekräftige PRO-Künstliche-Befruchtungs-Argumente in petto. Meine Geschichte war zwar nicht die typische "ein Fall wie aus dem Leben gegriffen"-Variante, aber dennoch möglich. Und gute Tipps oder Vorschläge einzubringen stand mir sowieso nicht zu. Also ließ ich das mal schön bleiben.

Klappe die Zweite

Im März fühlten wir uns beide stark genug für einen erneuten Versuch und so machten wir uns einen Termin bei Mr. T aus und besprachen die Vorgehensweise. Mr. T riet uns zu einem Frischversuch, da die Chance von Eskimos generell geringer ist und bei uns noch geringer, da sie sich erst kurzfristig über Nacht entwickelt hatten. An dieser Stelle fragte ich mich zwar, warum man sie dann trotzdem kryokonserviert hatte, beließ es dann aber und hakte das Ganze unter dem Kapitel "die werden schon wissen was sie tun" ab. Dieses Mal sollte ich aufgrund genau dieser späten Entwicklung andere Medikamente bekommen und so startete ich wieder mit einem Nasenspray zur Downregulierung. Die weitere Vorgehensweise habe ich ja bereits bei unserem ersten Versuch genauer beschrieben, also werde ich mich unterstehen euch wiederkäuender Weise zu langweilen. Als positiven Unterschied zum ersten Versuch möchte ich aber anmerken, dass wir beide nicht mehr so nervös waren und viel weniger Druck auf uns lag. Das war ganz angenehm. Klarerweise wussten wir dieses Mal natürlich, was auf uns zukam (und wir gingen klugscheißerisch davon aus, dass uns nichts Schlimmeres als letztes Mal passieren könnte). Außerdem erklärten wir uns bereit, bei einer Studie über Seminalplasmaspülungen teilzunehmen. Bei einer Seminalplasmaspülung wird der Muttermund mit Seminalplasma (Ejakulat ohne Spermien) gespült und soll die Gebärmutterschleimhaut auf das Einnisten eines Embryos vorbereiten. Die genaue Wirkungsweise ist noch nicht geklärt (daher auch die Studie), jedoch befinden sich im Seminalplasma viele Botenstoffe, die das Immunsystem der Frau positiv beeinflussen können. Sprich: man möchte wissen, ob irgendwelche Inhaltsstoffe die Gebärmutterschleimhaut auf eine baldige Einnistung vorbereiten.

"Ey Gebärmutterschleimhaut, räum mal auf und mach dich mal geschmeidig! Ein Embryo ist im Anmarsch. In spätestens 5 Tagen klopft er an deine Tür. Und wehe ich höre Beschwerden, also kümmere dich gut um ihn. Dass ich da ja nix höre!"

So in etwa.

Es lief im Großen und Ganzen wieder alles nach Plan ab und so bekam ich Ende März meinen Punktionstermin.

Sogar bei der Hinfahrt an einem Samstag waren wir noch ziemlich entspannt. Da es sich zeitlich nicht anders ausgegangen wäre, hatten wir an diesem Tag unsere "Kinder" bereits mit, was für Hasi auf alle Fälle angenehmer war. Unter meinem Pullover beförderte ich also den Plastikbecher in Alufolie gewickelt wie befohlen direkt am Körper (Körperwärme war wichtig für diese kälteempfindlichen Zwerge) in die Klinik. Dieses Mal bekam ich anstelle eines Bettes in der KiWu-Abteilung ein Bett in der Tagesklinik (kannte ich ja seit Oktober bereits in- und auswendig). Dort sollte ich einchecken, mich umziehen und dann wieder in die KiWu kommen. Gesagt, getan. Hätte ich auch nur 3 Minuten in die Zukunft blicken können, hätte ich unter keinen Umständen auch nur annähernd nach einem Morgenmantel gefragt. Doch wer kann schon in die Zukunft schauen. Also machten wir uns (untermauert von Hasi´s schallendem Gelächter) wieder auf den Weg in die KiWu-Abteilung. In meinem geborgten schweinchenrosaroten Morgenmantel, sponsered by Tagesklinik, sah ich aus wie eine schlankere Version von Cindy aus Marzahn. Das teilte mir Hasi (nach seinem gefühlten sechsten Lachanfall) auch umgehend in Anwesenheit aller anderer Personen im Warteraum mit.

Für lächelnde Gesichter war also gesorgt, jetzt konnte ich mich auf meine eigentliche Aufgabe konzentrieren. Die Punktion.

Ich kürze das Folgende jetzt einfach mal grob fahrlässig ab. Ich hatte elf Eier, von denen sich neun befruchten lassen haben. Aber wer jetzt denkt: "Wow, eine tolle Ausbeute", der irrt. In den darauf folgenden Tagen passierte wieder das Selbe wie beim letzten Mal. Die Anzahl wurde weniger und weniger, bis nur mehr ein Blastozyst übrigblieb. Alle anderen haben sich gar nicht oder ab einem bestimmten Zeitpunkt nicht mehr weiterentwickelt. Ein Blastozyst. Nicht gerade eine fette Ausbeute, aber immerhin. Ich freute mich einfach, dass nicht die ganze Hormonbehandlung umsonst war.

Am Transfertag teilte mir Mr. M mit, dass mein Blasti sicherlich kein Spitzensportler wäre, aber für das österreichische Nationalteam völlig ausreichend. (Vor meinem geistigen Auge stellte ich mir unser Nationalteam beim Versuch vor, den Ball im Tor zu versenken. Da hätte ich mir mein geistiges Auge am liebsten rausgerissen. Also DAS ermutigte mich nicht und sicher auch nicht unseren Blasti.)

"Irgendwie passiert immer das Gleiche", stellte ich fest.

"Was meinen Sie?", fragte mich Mr. M.

"Naja, zu Beginn sieht immer alles spitzenmäßig aus. Ich vertrage die Hormone einwandfrei, es bilden sich genügend Eibläschen, ich habe genug Eier, es lassen sich eine Menge befruchten und entwickeln sich am Anfang auch weiter. Doch je näher wir dem Transfertag kommen, umso geringer ist die Auswahl. Und dieses Mal ist überhaupt nur einer übrig."

"Das kann eben passieren. Bis zum Blastozyst schaffen es fast nie alle. Und er ist ja nicht schlecht. Er ist eben klein und könnte besser sein."

"Ich gebe den Zwergen scheinbar zu viele Beamtengene mit auf den Weg. Alles immer schön langsam, auf keinen Fall stressen lassen", witzelte ich.

Mr. M lachte und meinte dann, dass wir dann eben auch einen Beamtentransfer machen würden.

Auch dieser Transfer war wieder ziemlich schmerzhaft für mich, da meine S-Kurve wieder das Ihrige dazu beitrug. Aber grundlegend war ich entspannter als beim ersten Mal. Da ich im Vorfeld angemerkt hatte, dass ich meine Gebärmutter nur mehr als Wohlfühloase visualisiere, legte mir die Schwester nach dem Transfer eine warme Decke über und beruhigende Musik kam aus dem CD-Player.

"Für die Wohlfühloase", grinste sie.

Nach diesem ca. 10-minütigem Entspannungszustand war der ganze Spuk auch bereits wieder vorbei, und Hasi und ich fuhren nach Hause. Kopfschwanger und glücklich.

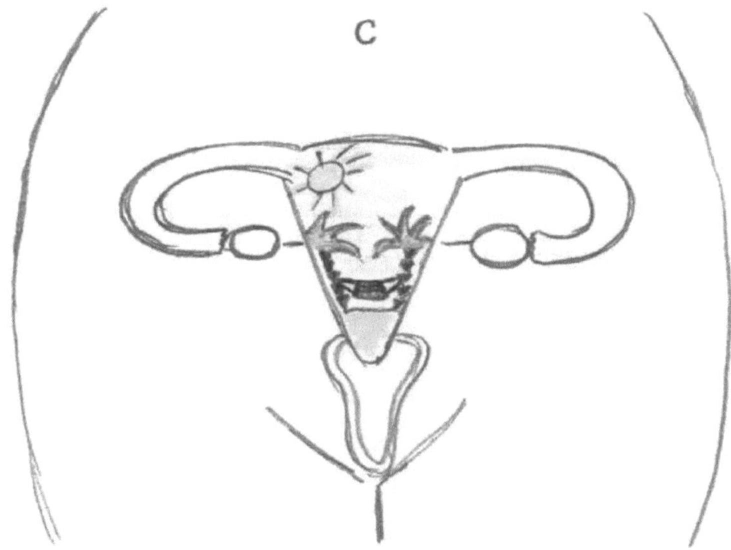

Rückblickend bleibt nicht viel zu sagen, außer:

Versuch Nummer 2 brillierte im Großen und Ganzen durch keine besonderen Vorkommnisse. Ich war ganz einfach *nicht schwanger.*

Zwischendurch hätte ich zwar alles darauf verwettet es zu sein (anhand von mir wahrgenommenen eindeutigen körperlicher Symptomen), doch ich wurde wieder eines Besseren belehrt.

Der mittlerweile mikroskopisch kleine (ironische) Optimist in mir sagt:

„Immerhin ist eine Steigerungsstufe zu vermerken. Keine Bauchhöhlenschwangerschaft zu haben hat ja auch was Gutes.“

Der immer mehr überhand nehmende Pessimist in mir sagt:

„Schön langsam kann mich das Alles! Man steckt so viel positive Energie wie man nur auftreiben kann in die ganze Sache, man hält sich an jede noch so kleine Regel die einem auferlegt wird, raucht nichts, trinkt keinen Schluck Alkohol, hebt nichts Schweres, streichelt seinen Bauch, nimmt keine Vollbäder, geht nicht ins Solarium oder in die Sauna und dennoch. Wieder nichts. Was soll bei einem eventuellen dritten Versuch denn anders sein? Ich kann nicht mehr tun. Jetzt fehlt nur mehr eine gewaltige Portion Glück. Und die kann ich nicht herzaubern."

Doch ich habe mich ziemlich schnell gefangen. Mir ging es innerhalb einiger Tage wieder gut. Hasi hat es auch schnell verarbeitet. Wir haben viel darüber gesprochen, viel Zeit miteinander verbracht und auch viel geweint. Das musste einfach raus. Wir fühlen uns jetzt noch mehr mit dem anderen verbunden als jemals zuvor. Und da er endlich über seine Gefühle spricht, ist es alleine deshalb schon ein Gewinn für mich, auch ohne Schwangerschaft.

Doch jeder in unserem näheren Umfeld wartet regelrecht nur mehr auf den großen Crash. Unseren Zusammenbruch. Und ich bin es leid, allen mitzuteilen, dass es mir gut geht. Jeder behandelt mich wie eine tickende Zeitbombe. Allzeit bereit zu explodieren. Und jetzt, wo es mir wirklich gut ging, setzte etwas ein, das ich immer verhindern wollte. Es war mir so wichtig, dass ich nie so behandelt werde. Doch jetzt ist es da, unaufhaltsam breitete es sich aus: das leidige MITLEID.

Ich frage mich warum. Denn uns geht es wirklich gut. Und dennoch behandeln uns einige, als würden wir uns jederzeit mit lachenden Gesichtern von der Klippe stürzen wollen. Keine Freude am Leben mehr hätten. Schon die Blicke, die wir in Anwesenheit von kleinen Kindern ernteten, waren fürchterlich. Behandelt uns doch bitte ganz normal. Meine Güte. Wir sind zwar kinderlos, aber bei Gott nicht freudlos und schon gar nicht hirnlos. Ist denn das so schwierig zu verstehen? Wir sind entspannt und genießen unser Leben. Unser Leben ist auch ohne Kind lebenswert. Wir haben uns. Wir lieben uns. Ihr braucht uns nicht mit Mitleid zu überschütten.

Denn genau das hasse ich.

Künstliche Befruchtung auf der Waagschale

Irgendwann kam dann einmal der Zeitpunkt, an dem ich mich etwas intensiver mit dem Thema künstliche Befruchtung auseinandersetzte. Ja, noch intensiver als es einfach zu machen. Ausschlaggebend war eine Sendung auf einem jener TV-Sender, bei denen mein Finger ansonsten schon rein instinktiv weiterzappt. Per Zufall also, wenn man so sagen will, blieb ich bei einer Sendung hängen, bei der das Thema künstliche Befruchtung in Amerika aufgegriffen wurde. Was ich da sah, schockierte mich. Welche Möglichkeiten es überhaupt gab war nicht nur interessant, sondern auch ziemlich beängstigend, wenn ich ehrlich bin. Versteht mich bitte nicht falsch, ich bin natürlich ein Befürworter der künstlichen Befruchtung, doch irgendwo hört für mich der Spaß auch auf. Die Amis betreiben alles rund um das Thema Kinderwunsch (wie alles Andere auch) etwas exzessiver. Es ist dort ganz normal, dass man sich das Geschlecht des Kindes aussuchen kann. Der interviewte Doktor stellte sogar fest, dass es bereits möglich wäre die Haarfarbe oder die Augenfarbe zu wählen, doch die Menschheit wäre noch nicht bereit dafür. Wie krank ist das denn? Wobei ich bei solchen Hardcore-experimentellen Dingen sowieso nicht die richtige

Ansprechperson bin. Da halte ich nichts davon. Im Gegenteil. Manchmal denke ich sogar darüber nach, ob künstliche Befruchtung im Allgemeinen nicht bereits ein Eingriff in eine Thematik ist, die uns (damit meine ich uns Menschen) nicht zusteht. Aber diesem Thema negativ gegenüber zu stehen, da würde ich mir ja selbst ins Knie schießen. Aber seien wir uns ehrlich: komisch ist es schon, wenn man darüber nachdenkt. Gegner bezeichnen es als Eingriff in die Schöpfung. Was es ja rational betrachtet auch ist. Aber für unsereins (Paare mit unerfülltem Kinderwunsch) ist es ein Wunder.

Weiters wurde in diesem Film gezeigt, dass die Wissenschaftler mittlerweile aus Hautzellen (stellt euch das mal vor) Spermien erzeugen können. Aus Hautzellen! Außerdem wurden in einer künstlich erzeugten Gebärmutter bereits Mäuseembryonen bis zwei Drittel der "Schwangerschaft" ausgetragen. Das ist bereits alles möglich. Und wer weiß, was noch alles möglich ist, von dem wir Normalsterblichen nicht mal annähernd Bescheid wissen.

Als ich mir, wie so oft, in den Internetforen die Wartezeit bis zur einsetzenden Periode vertrieben habe, habe ich so einiges gelesen. Unter anderem auch über den Embryo-Glue. Hiermit soll eine bis zu 30%ige Zunahme der Einnistung erreicht werden. Die Inhaltsstoffe sollen die der Flüssigkeit in der Gebärmutter angepasst sein und verbessern anscheinend gleichzeitig die Ernährungssituation der Embryos. Vor allem ist er aber für das Anhaften der Embryonen an die Gebärmutterschleimhaut zuständig. Ich weiß nicht recht. Ein wenig Entscheidungsfreiheit möchte ich meinem Körper schon noch lassen. Jetzt trickse ich ihn bereits mit einer externen Befruchtung aus, da muss ich ihn nicht auch noch für unmündig erklären, in dem ich ihm den Blastozyst reinklebe. Vielleicht hat es ja doch einen Grund, warum es zu keiner Einnistung kommt, auch wenn man im Moment des Einsetzens der Periode schreiend und heulend davonlaufen könnte. Das ist natürlich nur meine ganz persönliche Meinung. Ich hoffe, es fühlt sich niemand von mir auf den Schlips getreten. Aber mal abgesehen davon, dass es jeder selbst für sich entscheiden kann, ist eine 100%ige Einnistung auch trotz Embry-Glue ohnehin nicht gegeben. Und wenn man schon über "Gründe" nachdenkt, könnte man ja auch behaupten: "Vielleicht hat es ja einen Grund, dass ich auf natürlichem Weg nicht schwanger werde". Diese Überlegungen gehen ins Unendliche. Ich möchte auch gar nicht länger in diesem Meinungstümpel herumwaten. Aber solche und andere Überlegungen waren eben gelegentlich sehr präsent. Fairerweise sollte ich an dieser Stelle erwähnen, dass ich durch meine neu begonnene Ausbildung zur Energetikerin sehr viele neue Sichtweisen bekommen habe und vielleicht, oder genau deshalb, sehr viel über meinen Körper und mich als Ganzes hinterfrage. Das fängt schon bei der Überlegung an, ob verstopfte Eileiter eventuell doch nur eine (sagen wir mal) "Momentaufnahme" sind, wie zum Beispiel eine verstopfte Nase. Ein etwas waghalsiger Vergleich, aber warum sollten Eileiter nicht aus etwaigen Gründen nicht mal wieder frei werden? Oder die Quantität der Spermien durch andere Lebensumstände nicht ansteigen? Man hört und liest so oft, dass Unfruchtbarkeit auch psychische Faktoren hat und Frauen trotz schwerwiegender Diagnosen plötzlich doch fruchtbar sind. Vielleicht erinnert sich der eine oder andere aufmerksame Leser noch an meine Einstellung zu Beginn dieses Buches, als ich erwähnte, dass ich es für schwachsinnig halte wenn mir Menschen vorschwafeln, dass ich mich nicht so auf das Kind versteifen soll. Und dass Pärchen, als sie mit dem Kinderwunsch bereits abgeschlossen hatten, plötzlich schwanger waren. Jetzt frage ich mich schön langsam, ob an diesen Aussagen vielleicht doch etwas Wahres dran ist. Immerhin merke ich selber, dass es mir gut tut, wenn der fürchterliche Druck weg ist. Wir haben zwar noch (lange) nicht unseren Kinderwunsch ad acta gelegt, aber es ist eindeutig weniger stressig und erträglicher geworden.

So sehr ich mir ein Baby wünsche, aber mich beschäftigt immer öfter, wie weit ich dafür gehen würde. Mir ist sehr wohl bewusst, dass ich gerade mal zwei lächerliche Versuche hinter mir habe. Aber reden wir Tacheles: ich habe ohnehin nur zwei Möglichkeiten.

1: ich höre auf und bleibe kinderlos

2: ich mache weiter

Da ich mich mit Möglichkeit 1 nicht arrangieren kann, bleibt nur Möglichkeit 2. Manchmal hilft es das Ganze ganz rational zu betrachten. Für mich ist Möglichkeit 1 keine Option, daher werde ich weitermachen.

Denn: Aufgeben gilt nicht!

Aber ich werde mir für einen weiteren Versuch jetzt definitiv mal Zeit lassen. Jetzt genieße ich mal den Sommer. Ganz ohne Wechseljahrsbeschwerden und Blähbauch. Ich bin doch kein Mensch gewordener Eierstock!
Und auch ein unwilliger Körper braucht einmal eine Pause!

Warum will man eigentlich Kinder?

Eine berechtigte Frage. Findet ihr nicht? Warum um alles in der Welt taucht bei einer Frau urplötzlich der Wunsch auf, Mutter werden zu wollen? Heute feiert man noch ausgelassen den 25. Geburtstag und morgen beginnt man sich den Kopf über fruchtbare Tage und Babykram zu zermartern. In so manch ruhiger Minute habe ich mich bereits mit dieser Frage beschäftigt. Aber nicht nur in ruhigen, besinnlichen Minuten. Denn meist drängte sich mir diese Frage dann auf, wenn man sich als Unfruchtbare mitten in einem Mütter-Rudel befindet und die Situation einfach nur beobachtet.

Die Kleinen schreien, weinen bei jeder Gelegenheit, wissen anscheinend ab der ersten Lebenswoche die Eltern auszutricksen, gegeneinander aufzuhetzen und erlauben den meist völlig abgekämpften Müttern nicht einmal eine kurze Kaffeepause.

Ich verhalte mich dann immer recht ruhig und beobachte das Ganze mit (ich gestehe) einem leichten Grinsen im Gesicht. Also bitte: wenn ich schon unfruchtbar bin, dann darf ich mich wohl über gestresste, genervte Eltern belustigen. Ein wenig zumindest.

Mütter halten sich ja fälschlicherweise für ganz normale Menschen. Das Folgende würde ich nicht wagen in einer Müttergruppe von mir zu geben. Das könnte böse enden. Aber seien wir uns ehrlich: Welche Menschengruppe unterhält sich denn während dem gemütlichen Freundinnentreffen über Brechdurchfall, Rotzblasen und Dammschnitte? Ganz richtig: Mütter. Ob man will oder nicht, man erfährt alles über die (ohnehin immer) schlimmste Geburt aller Zeiten. Zu große Köpfe die sich durch zu kleine Ausgänge quetschten. Zu lange Fingernägel, die Spuren im weiblichen Innenraum hinterließen. Und nach solchen oder ähnlichen Horrorgeschichten kommt aber immer, und das unter Garantie, der Spruch: aber wenn man das kleine Ding dann auf der Brust liegen hat ist alles vergessen.

Ach ja? Und warum könnt ihr dann die ganzen Abartigkeiten detailgetreu wiedergeben?

Alles wird einem förmlich aufgedrängt.

Aber wehe man gibt dann als Nichtmutter irgendwelche unpassenden Kommentare ab. Wir haben zwar Meinungsfreiheit, aber Vorsicht. Mütter sind was ihre Babys angeht, humorfreie Zonen. Mit ihnen ist nicht zu spaßen. Man könnte glauben, dass manchen Müttern zusammen mit der Nachgeburt auch ein Großteil ihres Humors abgenommen wurde.

Die realistische Wahrnehmung hinsichtlich des eigenen Kindes ist Müttern meistens auch unmöglich. Das eigene Kind ist ohnehin das Schönste (was ich ja auch verstehe), auch wenn der kleine undichte Mensch mit schrumpeligen Ärmchen und Beinchen und oft deformiertem Schädel (man hofft darauf, dass sich das noch zurecht wächst) vor einem liegt. Aggressive Schreihälse werden schnell mal als "aufgeweckt" betitelt und ängstliche Rockzipfelhänger als "sensible Denker". Und wie lange gelten mondgesichtige Moppel offiziell eigentlich als Babyspeck-Träger?

Die Schwangerschaften selbst werden den Nichtmüttern ja trotz mindestens dreimonatiger Kotzanfällen, Stimmungsschwankungen und Elefantenbeinen schön geredet. Kreuzschmerzen und Schwangerschaftsstreifen werden dezent unter den Tisch fallen gelassen und auch die Tatsache des partnerschaftlichen Zehennägel Schneidens und Dammbeinmassierens wird verschwiegen.

Wenn die kleinen (oft übellaunigen) Zwerge dann auf der Welt sind, beginnt die Erziehung. Irgendwie sollte man es ja hinbekommen, dass aus dem eigenen Kind nicht ein absoluter Loser wird. Die ersten Jahre bestehen aus Trotzphasen, Schlafmangel, Kotzflecken auf nahezu jedem T-Shirt und bergeweise vollgekackter Windeln. (Und nein, liebe Mütter, der Geruch einer Solchen ist außer für direkt im Verwandtschaftsverhältnis Stehende wirklich nicht erträglich.)

Also warum zum Teufel will man denn nun Kinder?
Ist diese Frage denn wirklich so ungewöhnlich? Ich habe sie auch in meinem Umfeld gestellt. Aber irgendwie war die Reaktion Mancher doch sehr speziell.

Ich hatte sehr oft das Gefühl, dass diese Frage einer unfruchtbaren Frau nicht zustünde. Darf ich mir die Frage denn nicht ernsthaft stellen?

Bist du dir denn nicht mehr sicher? Warum versuchst du denn dann eine künstliche Befruchtung? Denkst du wirklich so über Schwangerschaft, Geburt und Erziehung? Solche und Andere Gegenfragen kamen postwendend zurück.

Halt! Stopp! Wenn ich mir nicht absolut sicher wäre, dass ich ein Kind will, dann würde ich das Alles nicht auf mich nehmen. Und die vielen vernachlässigten Kinder, die aus einer reinen kurzfristigen Bauchentscheidung heraus oder aus Fahrlässigkeit gezeugt wurden, sprechen meines Erachtens dafür, dass sich mehr diese Frage stellen sollten.

Ich bin mir sicher. Ich wünsche mir nichts mehr als eine dieser übervorsichtigen, vollgekotzten, manchmal gestressten, durch und durch liebenden Mütter zu werden. Mein Kind wird für mich einmal den schönsten deformierten Kopf, die süßesten Schrumpelärmchen und die bestriechendste vollgekackte Windel haben. Ich freue mich darauf, einem kleinen hilflosen Wesen viel von meiner Zeit, Fürsorge und Liebe zu geben. Unsere Beziehung ist stark genug für ein Kind eine andere Qualität anzunehmen. Wir sind bereit für einen völlig neuen Lebensabschnitt und bereit dafür uns dem anfänglichen Chaos zu widmen.

Und genau so wie jede andere frischgebackene Mutter möchte ich (wenn meine Zeit irgendwann kommt) nach einem 15-stündigen Geburtsmarathon mein blutverschmiertes, blaugefärbtes Babybündel auf der Brust liegen haben und überglücklich sagen können: alle Schmerzen sind vergessen.

Also ja, ich weiß ganz genau warum ich ein Kind möchte!

Ein langer Weg zur Einsicht

Und so verging der Sommer den ich vorbeiziehen lassen wollte. Tage, Wochen, Monate vergingen wie im Flug. Kein einziges Mal tauchte bei mir der zwanghafte Wunsch nach einer weiteren künstlichen Befruchtung auf. Ich dachte wohl darüber nach, aber ich hatte so viele andere Dinge im Kopf, dass ich weder Zeit noch Lust dazu verspürte. Irgendwie machte mich das stutzig. Ich war wohl froh über diese angenehme Wandlung meines Lebens, aber so richtig glauben konnte ich es nicht. Zu Beginn dieser „ich geh es jetzt ganz locker an"-Phase dachte ich noch, dass ich mich selbst belügen würde. Dass ich mir unbewusst einredete, dass unser Wunschbaby nicht mehr im Vordergrund unseres Leben stünde. Aber je länger ich darüber nachdachte, desto mehr fiel mir auf, dass es tatsächlich so war. Das kam ja auch nicht von heute auf morgen. Das war immerhin ein langer, um nicht zu sagen elendslanger Prozess. Viele schlaflose Nächte, viele Gespräche mit Hasi und noch viel mehr mit mir selbst. Der Wunsch nach einem Baby war natürlich immer noch da, aber ich hatte einfach begriffen, dass wir nichts erzwingen konnten. Wir könnten noch zwanzig Versuche starten. Irgendwie war scheinbar unser richtiger Zeitpunkt noch nicht gekommen. Warum? Tja, das kann ich auch nicht beantworten. Verunsicherte es mich? Nein, nicht mehr wirklich. Ich vertraute einfach darauf, dass auch unser Wunsch sich irgendwann erfüllen würde. Unser Wunsch von unserer kleinen Familie. In unseren endlos langen Gesprächen haben wir uns sehr viele Fragen gestellt. Warum wird das nichts? Warum ist der erste Versuch dermaßen ausgeartet? Warum stehen auf beiden Seiten die Zeichen eher schlecht ein Baby zu bekommen (Eileiter, Spermienquantität)? Passt bei uns vielleicht einfach die „Chemie" nicht, um ein Baby zu zeugen? Sind wir wirklich bereit für ein Baby? Warum wollen wir ein Kind? Wären wir in unserem weiteren gemeinsamen Leben auch ohne Kind glücklich? Würden wir zusammenbleiben? Oder würden wir totunglücklich werden und uns über kurz oder lang voneinander entfernen und sogar trennen? Wären wir wirklich gute Eltern? Hat das Schicksal etwas anderes mit uns geplant? (Ja sogar auf solche spirituellen Fragen kamen wir!) Wenn ja, was? Reden wir uns nur ein, dass zur Zeit alles einfacher, leichter funktioniert? Wären wir geduldig genug, um auf eine natürlich eintretende Schwangerschaft zu warten? Sollten wir einen weiteren Versuch wagen (immerhin haben wir ja noch unseren geduldigen Eskimo auf Eis)? Wenn ja, wann? Wie lange würden wir uns Zeit lassen? Wann würden wir unserem Wunsch ein Ende setzen?

Die Fragerei nahm gar kein Ende mehr. Aber wir konnten uns die wichtigste aller Fragen Gott sei Dank (zu vollster Zufriedenheit beider Seiten) beantworten:

Ja, wir würden auch weiterhin versuchen mit Hilfe einer künstlichen Befruchtung unseren Wunsch real werden zu lassen.

Warum auch nicht? Wir wollen ein Baby. An dem hat sich nichts geändert. Und natürlich würden wir uns ganz besonders freuen, wenn es auf natürlichem Weg klappen würde (ich schließe da gar nichts aus). Aber wir mussten uns natürlich auch mit dem Fall der Fälle auseinandersetzen. Was wäre, wenn wir nie ein Baby bekommen könnten? Es wäre sicher nicht immer einfach, aber wir würden auf jeden Fall zusammenbleiben wollen. Wir lieben uns und warum sollte unsere Liebe nicht kinderlos weitergeführt werden? Wir sind uns unserer Sache ganz sicher. Unsere Beziehung ist schon seit so vielen Jahren einfach nur traumhaft. Das lasse ich mir nicht einmal von meinem Kinderwunsch nehmen.

Vor langer Zeit habe ich mich einmal gefragt, was ich mit meinem Leben anfangen würde, wenn ich kein Kind bekommen könnte. Damals ist mir nichts wirklich Sinnvolles eingefallen. Ein tolles Auto? Nett. Reisen? Schön, aber auch nicht immer. Karriere? Wer braucht Karriere? Ein großes Haus? Blabla. Mir fiel nichts ein, was ich mit meinem restlichen Leben ohne Kind anfangen sollte. Traurig. Jetzt, wo mir das bewusst wird, erschüttert mich das. Mir wird jetzt erst die Intensität meiner Verzweiflung bewusst.

Doch das war damals.

Ich fühle mich richtig dumm bei dem Gedanken, dass wir unser Lebensglück in den letzten Jahren nur von meinem Zyklus abhängig gemacht haben.

Heute habe ich es geschafft, mein Leben nicht verzweifelter Weise anhand eines Kindes für gut oder schlecht zu befinden. Ich identifiziere mich nicht mehr als Gebär-Mutter. Ich sehe es nicht mehr als meine verdammte Pflicht an, um jeden Preis ein Kind zu bekommen. Ohne Rücksicht auf meine eigene Gesundheit. Der Wunsch ist immer noch da. Ja, ich wünsche mir von Herzen ein Baby. Wir wünschen uns von Herzen ein Baby. Wir wären tolle, liebevolle Eltern. Der kleine Zwerg hätte es wunderschön bei uns. Denn er würde Eltern bekommen, die ihn aus tiefstem Herzen lieben. Die sich aus tiefstem Herzen lieben.

Es wird sich zeigen. Ich habe ein gutes Gefühl bei dieser Babysache. Und ich freue mich riesig auf den Zeitpunkt, der unser absolutes Wunschkind für uns bereithält. Er wird schon kommen. Ich werde es erwarten können.

Ich bin wirklich stolz auf uns. Auf unsere Beziehung, die nicht zerbrochen ist, sondern intensiver wurde denn je. Ich bin stolz auf unseren Zusammenhalt. Auf unseren Kampfgeist. Ich bin stolz auf unseren scheinbar bestandenen Lernprozess.

Ich bin stolz auf uns, als Paar.

Denn wir haben es geschafft, dass ein Baby nicht mehr unseren Lebenssinn ausmachen würde, sondern das Sahnehäubchen auf unserem ohnehin tollen, gemeinsamen Leben wäre.

Nachwort

Als ich zu schreiben begonnen habe, war mein hauptsächlicher Beweggrund mich selbst über Wasser zu halten. Mein ganz persönlicher Rettungsanker. Für das Ende des Buches habe ich mir so sehr gewünscht, dass der letzte Satz wäre: Ich bin schwanger!

Ich dachte das würde ein würdiges, Mut machendes Ende für mein Buch sein. Doch meine Einstellung hat sich diesbezüglich absolut geändert. Ich selbst habe mich verändert. Das wurde mir beim Überarbeiten meines Buches so richtig bewusst. Die Phasen meiner persönlichen Veränderung standen schwarz auf weiß niedergeschrieben und mitprotokolliert auf diesen Seiten.

Es ist für mich nicht mehr wichtig, dass die Info über eine Schwangerschaft die letzte Seite dieses Buches ziert. Warum auch? Das ist gar nicht Sinn der Sache.

Alleine die Tatsache, dass auch nur eine Frau in einer ähnlichen ausweglos erscheinenden Situation wieder einmal darüber lachen kann und neuen Mut fasst – DAS wäre Sinn der Sache.

Wenn auch nur eine Leserin meines Buches eine andere Sichtweise auf dieses Thema bekommt, freue ich mich riesig. (Und das ist bereits während des Schreibens eingetreten.)

Außerdem hat jeder, den dieses Thema betrifft, eine andere Geschichte und andere Erlebnisse. Es ist zwar immer der Kinderwunsch, der uns verbindet, doch auf unterschiedlich gelebte und verarbeitete Arten.

Und das soll auch das Ende meines Buches aussagen: ein Stück weit gehen viele gemeinsam einen ähnlichen Weg...doch irgendwann kommt der Zeitpunkt an dem sich die Zukunft für jeden anders entwickelt. Jeder für sich selbst eine eigene "Route" wählt. Wie man sich weiterentwickelt, welche weiteren Entscheidungen man trifft, wie das Leben weitergeht und was man davon lernt und für sich selbst mitnimmt.

Meine gewählte "Route" kennt ihr jetzt. Ich kann damit wirklich gut leben. Ich bin dankbar, dass mir diese Option "gezeigt" wurde und ich den Mut und die Kraft hatte sie anzunehmen.

Ich wünsche Euch, neue Sichtweisen, neue Gedanken und ein paar Lacher aus diesem Buch mitzunehmen.

Doch vor allem wünsche ich euch von ganzem Herzen viel Geduld, Energie und Kraft für die Umsetzung Eures Herzenswunsches.

Nachtrag zum Nachtrag:

Positiver Schwangerschaftstest August 2013!

Unser „Sahnehäubchen“ ......

Eine Spontanschwangerschaft!!! Ganz ohne Klimbim.

Vielleicht veranlasst mich DAS ja auch wieder zum Schreiben....

Danke

Meinem Hasi, für seine Kraft, seine Liebe und seinen nahezu grenzenlosen Optimismus. Außerdem danke ich dir für deine Geduld mit mir und dein Vertrauen in uns. Ich liebe dich!

Einen herzlichen Dank auch an meine Beste. Ela, die alles mit mir durchgemacht hat und immer für mich da war. Meine Spinnereien ertragen, meine depressiven Phasen weggesteckt und mir immer wieder Mut gemacht hat.

Danke an meine Familie, die mich immer wieder aufgepäppelt hat, psychisch wie auch physisch.

All meinen Freunden, Kollegen und Verwandten fürs Mitfühlen und (meistens) NICHT Mitleiden.

Gian Carlo, der mich mit seinem Wissen über das Schreiben ab Seite 1 unterstützt hat.

Meinem Freund Stau, der sich jahrelang mein Gesülze anhören musste und immer ein offenes Ohr für mich hatte.

Ein ganz großes Dankeschön auch an alle meine "Testleser", die mich mit ihrer konstruktiven Kritik immer noch vorangetrieben haben.

Danke auch an die tolle Gemeinschaft der Blogschwestern. Fremde und doch Freunde...

Generell bedanke ich mich bei allen, denen ich es mit meinen ständigen Gefühlsschwankungen schwer gemacht habe, mit mir umzugehen.

Besonderer Dank auch an alle, die immer an dieses Projekt geglaubt haben und mich angefeuert haben weiter zu schreiben.

Danke auch an den kleinen Zwerg, dessen Leben leider viel zu kurz war. Durch dich haben wir es letztendlich geschafft loszulassen. Du hast unser Leben, unser Denken verändert. Danke.

Und zu guter Letzt danke ich meinem Galgenhumor. Ohne ihn hätte ich das Alles nicht überstanden.
Danke. Vielen Dank.

Beatrix

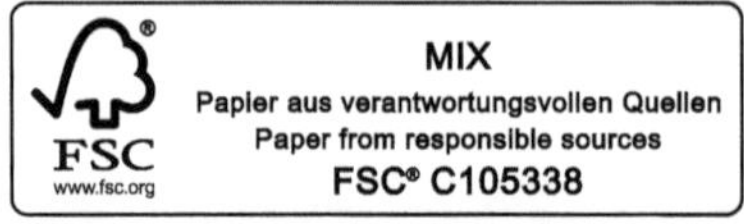

Printed by Books on Demand GmbH, Norderstedt / Germany